J. BROUSSES

MANUEL TECHNIQUE

DE

MASSAGE

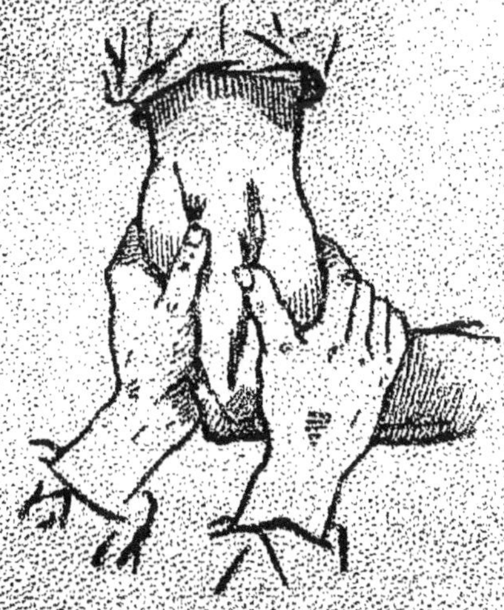

MASSON & Cie Éditeurs

Te
263
A

MANUEL TECHNIQUE

DE

MASSAGE

Tous Droits réservés

MANUEL TECHNIQUE

DE

MASSAGE

PAR

LE Dr J. BROUSSES

Médecin-major de 1re classe
Ex-Répétiteur de Pathologie chirurgicale à l'École du service
de Santé militaire
Lauréat de l'Académie de médecine

DEUXIÈME ÉDITION, REVUE ET AUGMENTÉE

AVEC FIGURES DANS LE TEXTE

PARIS

MASSON ET Cie, ÉDITEURS
LIBRAIRES DE L'ACADÉMIE DE MÉDECINE
120, BOULEVARD SAINT-GERMAIN

1896

PRÉFACE

L'art de masser, quand on ne cherche à l'utiliser que comme un complément utile de thérapeutique, ne saurait être considéré comme tellement difficile, que le médecin lui-même doive s'y être spécialisé pour le pouvoir pratiquer avec succès. La plupart des auteurs qui ont écrit sur le massage semblent avoir cherché à en compliquer la technique comme s'ils avaient désiré le rendre inaccessible à d'autre qu'à eux, et n'avoir pas à partager avec le premier venu un succès, nous allions dire un profit.

Pendant les années que nous avons passées à diriger un service chirurgical à l'École du service

a

de santé militaire, nous nous sommes préoccupé d'assurer un enseignement pratique du massage aux infirmiers du service, auxquels nous avons pu ainsi, dès leur instruction terminée, confier en toute sécurité le soin de parachever, par la massothérapie, la guérison des nombreuses affections chirurgicales qui relèvent de ce traitement.

Il est inadmissible qu'un médecin traitant qui a le souci d'un lourd service s'astreigne à pratiquer lui-même sur ses malades de fatigantes et multipliées séances de massage.

Nous avons acquis la conviction que les manipulations du massage pouvaient, sans rien perdre de leur efficacité, être ramenées à une description simple et qui, débarrassée le plus possible de termes scientifiques, serait rendue compréhensible pour tous.

Ce manuel n'est pour la plus grande partie que le groupement de leçons faites sur ce sujet.

Dans la deuxième édition que nous publions aujourd'hui, augmentée de quelques nouveaux chapitres que les progrès faits dans ces deux dernières années par la massothérapie ont rendus indispensables, nous avons fait tous nos efforts pour rester fidèle à notre ancien programme : Faire avant tout œuvre de vulgarisation et d'utilité.

J. BROUSSES.

MANUEL TECHNIQUE
DE MASSAGE

Masser une région du corps, c'est pratiquer sur elle dans un sens thérapeutique une série de manipulations dont le but varie avec la nature de l'affection qu'on se propose de traiter.

1° Dans le cas d'engorgement, d'infiltration, etc., des parties molles, le massage aura pour but de chasser de la trame des tissus le sang, la lymphe, les exsudats qui l'infiltrent, de diffuser ces liquides dans les régions voisines, et de les pousser dans la direction du courant sanguin qui se chargera de les entraîner au loin.

Le rôle du masseur peut être comparé à celui du balayeur de rue. Ce dernier a pour objectif de ramener tous les détritus de la rue vers le ruisseau d'abord, et de les pousser de là vers la bouche d'égout qui doit tout engloutir. Viendra-t-il jamais

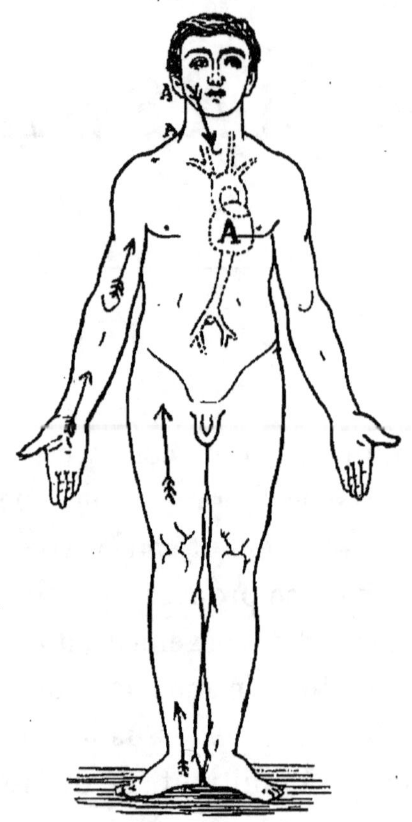

Fig. 1.

à l'idée du balayeur de pousser les détritus en sens inverse du courant du ruisseau ?

La première règle à suivre sera donc de comprimer la région pour la débarrasser de tous les sucs qui l'engorgent, et à l'aide de pressions nouvelles de pousser ceux-ci dans la direction du courant sanguin qui les emportera vers le cœur.

Un simple coup d'œil jeté sur le schéma ci-dessous indiquera suffisamment dans quel sens doivent être faites les pressions aux différentes régions du corps.

Le cœur est en A et le sens des flèches indique la direction du courant veineux, direction à laquelle sont subordonnées toutes les manipulations, qui devront ainsi être faites dans le sens des flèches et jamais en sens contraire.

2° Dans certaines maladies des systèmes musculaire et nerveux, on cherchera par le massage à provoquer la production de chaleur ou encore de simples ébranlements moléculaires, destinés à modifier la constitution intime de ces tissus.

3° Le massage appliqué aux articulations aura pour but de rendre à celles-ci leur souplesse et de renforcer les muscles qui les mettent en action.

Les manipulations employées à obtenir la réalisation de ces différents effets sont très diverses et constituent :

LA TECHNIQUE DU MASSAGE

Il existe une technique générale et une technique particulière.

La *technique générale* comprend l'étude de l'ensemble des manipulations, indépendamment de toute adaptation à des cas pathologiques spéciaux.

La *technique particulière* est l'étude par laquelle nous apprendrons à puiser dans la technique générale un certain nombre de manipulations, à les grouper pour en faire le mode de massage appliqué à des cas particuliers.

De là deux parties dans ce manuel, une première traitant de la technique générale, une deuxième de la technique particulière.

PREMIÈRE PARTIE

TECHNIQUE GÉNÉRALE

La séance du massage peut être ramenée à trois temps :

Premier temps ou temps du *massage proprement dit*.

Deuxième temps ou temps des *mouvements passifs*.

Troisième temps ou temps des *mouvements actifs contrariés*.

MASSAGE PROPREMENT DIT

Dans le premier temps rentre l'application d'une série de manipulations qui sont :

1º L'effleurage ;
2º La pression méthodique ;

3° Le pétrissage ;

4° Le pincement ;

5° La percussion,

et que nous allons successivement étudier.

1° L'effleurage consiste en une sorte de friction très légère, un frôlement exercé avec le plat de la main posée sur la région et caressant pour ainsi dire la surface cutanée dans une direction centripète en allant de la périphérie vers le cœur (voy. fig. 1).

L'effleurage a pour effet de réchauffer la région.

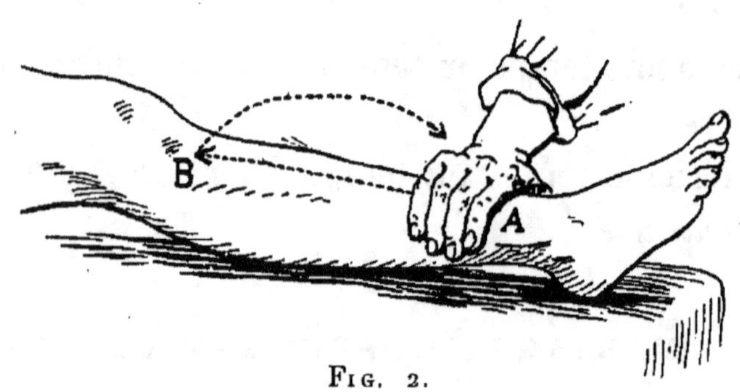

Fig. 2.

par suite d'en insensibiliser les plans superficiels, et de permettre ainsi la pratique des pressions qui n'auraient pu d'emblée être faites.

La main du masseur va une série de fois de A

en B, lâchant prise quand elle est arrivée au bout de son excursion pour recommencer le mouvement en A (voy. fig. 2).

2° La pression méthodique agit sur les par-

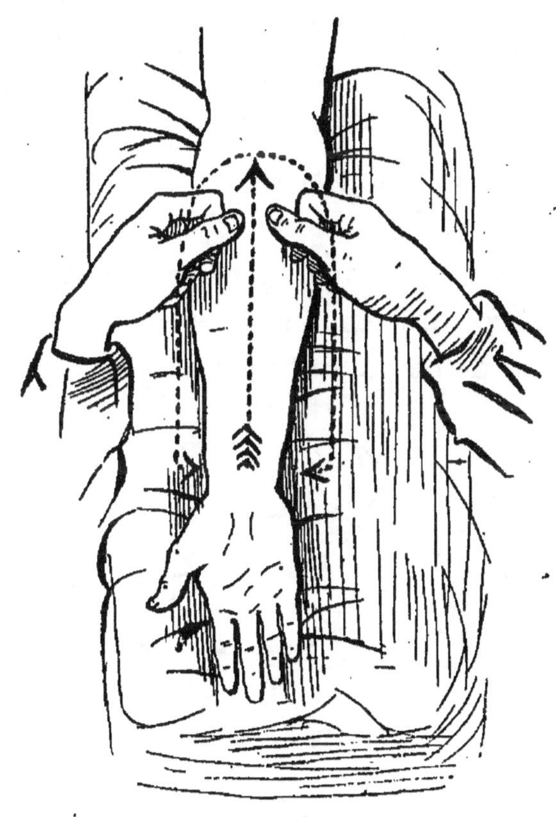

FIG. 3.

ties profondes des tissus, est dans le premier

temps du massage la manipulation la plus essentielle, la plus efficace et celle qui doit être le plus prolongée (de 10 minutes à 1/4 d'heure).

On doit la pratiquer de différentes manières, selon que la région à masser est plus ou moins étalée en surface, ou plus ou moins musclée.

Quand la pression doit être pratiquée sur une région constituée par peu ou pas de masses musculaires et beaucoup de tendons (comme la région du poignet), elle doit être faite :

Avec le plat des pouces (voy. fig. 3), qui tout en comprimant peuvent pénétrer aisément dans les interstices des tendons.

Il en est de même quand il s'agit d'exercer des

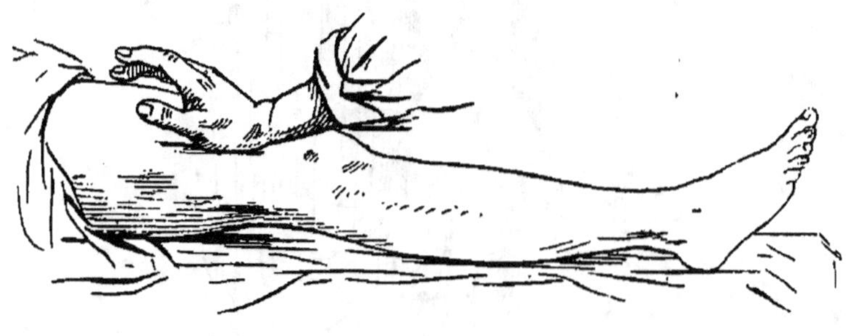

Fig. 4.

pressions suivant une ligne donnée (quand on doit suivre le trajet d'un nerf, comme dans le massage appliqué aux névralgies, par exemple).

On a recours au **talon de la main** quand on intervient sur une surface large et pourvue d'une couche musculaire épaisse. Exemple : *Face antérieure de la cuisse* (voy. fig. 4), moignon de l'épaule.

Quand la couche musculaire de la région est plus considérable encore (Exemple : *Fesse, Région postérieure de la cuisse*), on masse à

Poing fermé. — Les deux poings peuvent, pour une action plus énergique, unir leurs efforts. Les

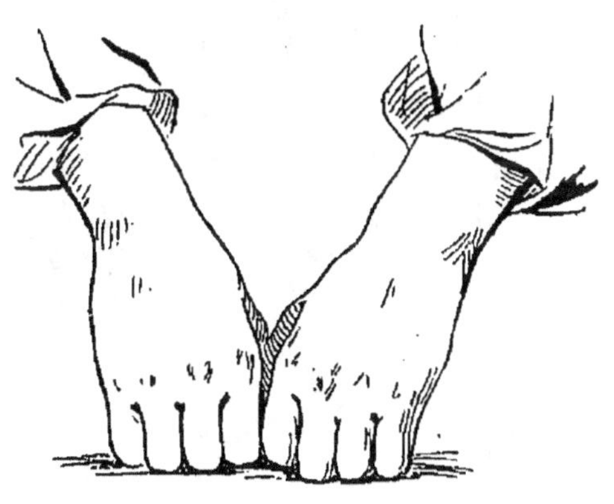

Fig. 5.

angles mousses constitués par les phalanges fléchies agissent comme les dents d'un peigne, d'où la dénomination de pression en peigne (voy. fig. 5).

Ces deux premières variétés de manipulations

(effleurage et pression méthodique) font toujours partie du premier temps de massage, tandis que les manipulations suivantes ne sont utilisées que dans des cas particuliers.

3° **Le pétrissage** est uniquement applicable

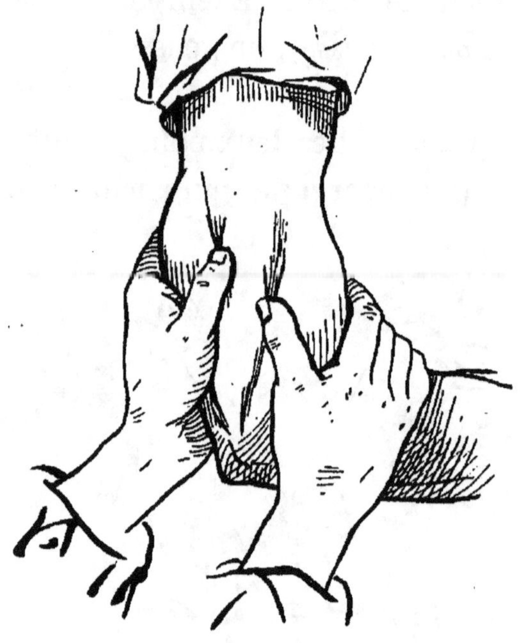

Fig. 6.

aux régions pourvues de volumineuses masses musculaires (bras, cuisse, jambe, nuque, etc.).

Il consiste à saisir à pleines mains les masses musculaires, à les comprimer, en agissant comme si on voulait exprimer *une éponge qui s'imbiberait sans cesse* (voy. fig. 6).

Comme dans toutes les autres manipulations, on doit commencer par pétrir les parties les plus périphériques et avancer ainsi dans la direction du cœur.

Lorsque le pétrissage, au lieu d'être fait à pleine main, est pratiqué en saisissant entre le pouce et l'index la partie sur laquelle on veut exercer une sorte d'écrasement, il prend le nom de :

4° Pincement (fig. 7). — Cette manipulation

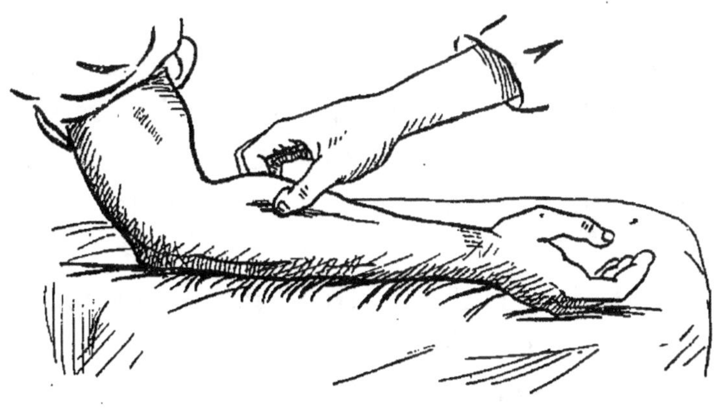

FIG. 7.

ne trouve qu'assez rarement l'occasion d'être appliquée. Elle nous a paru utile dans le massage des ganglions engorgés chroniquement (voir plus loin, chap. VIII).

5° La percussion consiste à marteler les tissus à l'aide de la main, à laquelle on imprime les mouvements analogues à celui du marteau frappant sur l'enclume. Si la percussion est légèrement faite, elle prend le nom de :

Tapotement (série de petits coups de plat de mains).

Si on cherche à la rendre plus active on doit recourir aux :

Hachures. — Les hachures se pratiquent avec le tranchant de la main qui frappe les muscles d'un mouvement analogue à celui d'un couteau à l'aide duquel on voudrait hacher de la viande (fig. 8).

Quand l'os n'est recouvert que d'une couche musculaire mince, les hachures doivent être faites avec beaucoup de douceur et de prudence. Vigoureusement appliquées sur de fortes masses musculaires, elles déterminent parfois des ecchymoses (taches de sang) (les masseurs doivent en être prévenus, afin de n'en être pas inquiétés).

Les hachures ne sauraient être utilement pratiquées que sur des muscles *en état de relâchement.*

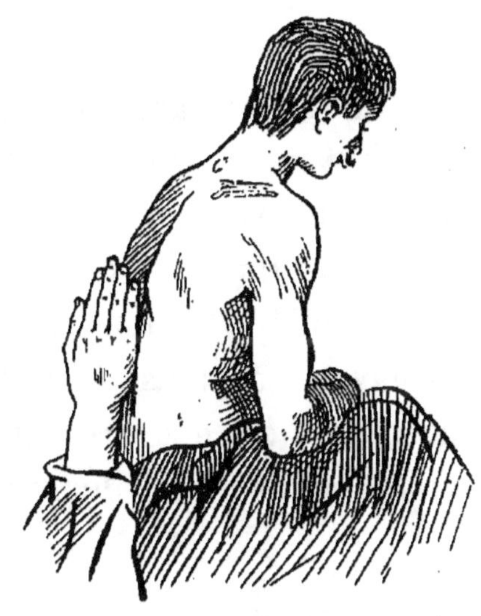

Fig. 8.

Les hachures constituant la manipulation la plus douloureuse, on doit la réserver pour la fin de la séance.

LES MOUVEMENTS PASSIFS

On appelle mouvements passifs les mouvements que le masseur fait exécuter au malade, celui-ci demeurant complètement inactif.

Tantôt ce sont des muscles qu'il s'agit de

mettre en mouvement, tantôt des articulations. Il s'agit d'éviter aux muscles condamnés à l'immobilité par la douleur, l'inflammation, etc., l'atrophie qui surviendrait à la suite d'une inaction prolongée. Appliqués aux articulations, les mouvements passifs ont pour effet de les assouplir, de faire disparaître les épanchements qui les tuméfient, ou les raideurs qui les fixent dans une attitude vicieuse. Les mouvements passifs activent la circulation et favorisent ainsi la nutrition de la région. Ils préparent enfin le troisième temps du massage, qu'ils rendent moins douloureux au malade.

TECHNIQUE

Appliqués aux *muscles*, les mouvements passifs consistent à donner au tronc ou aux membres des attitudes qui distendent, étirent les masses musculaires sur lesquelles on veut agir (par exemple : dans le torticolis, redresser la tête et la porter vers l'épaule opposée à celle sur laquelle elle se trouvait penchée). La technique varie d'ailleurs avec chaque cas particulier, et sera étudiée au fur et à mesure que nous passerons en revue les différentes affections qui relèvent d'un traitement par le massage.

Appliqués aux *articulations*, ils consistent à imprimer à l'article, et cela avec une force qui variera avec les cas, *tous* les mouvements dont cette articulation jouit à l'état physiologique, c'est-à-dire sur l'homme sain.

La quantité et le nombre de mouvements qu'on peut exiger d'une articulation dépendent de la façon dont elle est construite. Tous les modes d'articulations peuvent être ramenés à deux types :

Il y a des articulations en charnières;
—   —   en pomme de canne.

Les premières sont celles dans lesquelles les deux segments osseux qui les constituent sont unis entre eux comme par une charnière, et par suite comme le battant d'une porte, par exemple, l'est à son montant. C'est-à-dire que ces articulations n'auront qu'un simple mouvement de va-et-vient, ou pour parler anatomiquement, qu'un mouvement de flexion et d'extension.

Dans cette catégorie se rangent :

Les articulations des phalanges des doigts et des orteils entre eux;

L'articulation du cou-de-pied ;

L'articulation du genou;
L'articulation du coude.

Les articulations dites en pomme de canne sont disposées comme la pomme d'une canne dans le creux de la main de celui qui la porte ; c'est-à-dire qu'un des segments osseux renflé en boule à son extrémité est reçu dans l'autre segment creusé en cavité. On comprend dès lors que le segment à pomme puisse se mouvoir dans tous les sens,

Aussi bien en avant qu'en arrière,
Aussi bien en dehors qu'en dedans,

Et qu'en exécutant l'un après l'autre tous ces mouvements il décrive le mouvement appelé circumduction, et qui n'est pas autre chose que le mouvement décrit par « les ailes d'un moulin à vent ».

Dans cette catégorie d'articulations, il faut classer :

La hanche;
Le poignet;
L'épaule;
L'ensemble des segments osseux qui unissent le cou à la tête.

Il ne suffit pas au masseur de bien connaître les différents mouvements propres à chaque articulation. Il doit encore savoir jusqu'à quel point maximum il peut porter sans danger ces mêmes mouvements dont chacun a sa limite naturelle. Or, pour connaître celle-ci, le masseur ne saurait trouver de meilleur guide que lui-même. Qu'il veuille donc, pour compléter son enseignement, rapporter à *son* articulation l'étendue des mouvements qu'il s'apprête à produire sur l'articulation du malade qui lui est confié, et qu'il n'exige jamais d'une articulation une étendue de mouvements que la sienne n'aura pu lui fournir.

Le troisième temps de la séance consiste à pratiquer :

LES MOUVEMENTS ACTIFS CONTRARIÉS

On entend par là une série d'interventions qui ont pour effet de s'opposer par la force à l'accomplissement d'un mouvement normal que le malade fait effort pour imprimer à une de ses articulations ou à un groupe musculaire.

Complétons cette définition par un exemple emprunté à l'articulation du coude. Le malade comme on le voit à la figure 9, fait effort pour amener son avant-bras en état de flexion sur le

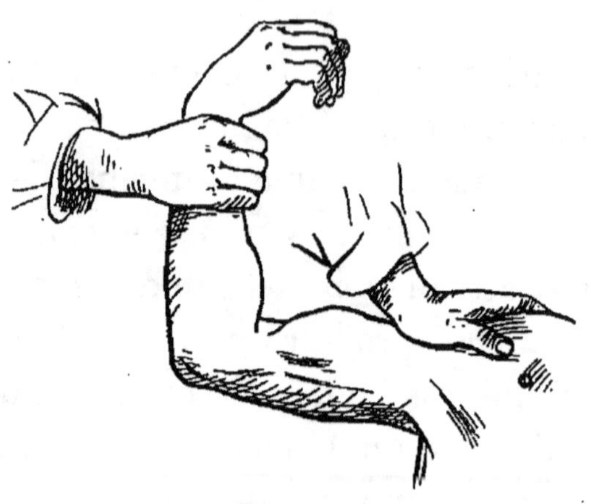

Fig. 9.

bras (c'est le mouvement actif), tandis que le masseur, saisissant le poignet du malade, cherche à étendre l'avant-bras sur le bras, c'est-à-dire à s'opposer au mouvement de flexion, *à le contrarier*. L'expérience et l'habileté du masseur serviront à graduer la force qui devra être déployée dans chaque cas. Toutefois la règle sera la suivante :

« Le *masseur* doit résister au mouvement, mais ne pas entrer en lutte avec le malade. »

Le but thérapeutique qu'on se propose d'atteindre est analogue à celui qu'on a cherché à obtenir dans le deuxième temps. Ici, on s'adresse surtout aux muscles, dont on cherche par une gymnastique forcée à activer les fonctions affaiblies.

Ces trois temps exécutés, l'œuvre manuelle du masseur est terminée, mais non la séance du massage, qui devra toujours avoir pour complément une série de :

MOUVEMENTS DITS ACTIFS

Il faut entendre par là tous les mouvements que peut arriver à faire exécuter par la région du tronc, ou par le membre en traitement, le malade lui-même, sans recevoir aucune aide et en n'utilisant que diverses attitudes du corps et la mise en contraction de divers groupes de muscles.

Prenons un exemple : Dans le cas de raideur articulaire du coude, le malade aura à terminer la séance par une série des mouvements de flexion et d'extension. Les mouvements actifs sont loin d'avoir l'importance et l'efficacité des mouvements exécutés par le masseur. Le plus souvent ils ne font que servir assez utilement à rendre plus parfaite l'œuvre du massage.

Quand ils sont possibles et faciles, en effet, le malade peut être considéré comme arrivé bien près de sa guérison ; quand ils ne le sont pas encore, les tentatives du malade, quelque énergiques et courageuses qu'elles soient, restent souvent sans effet réel.

Ces données générales connues, voyons quelles conditions doivent présider à leur application :

a. Le masseur (ou la masseuse s'il s'agit de masser une femme) doit être doué d'une certaine force corporelle, être adroit, intelligent et capable ainsi de bien interpréter les indications qui lui seront fournies par le médecin.

Il se présentera toujours proprement vêtu et les bras nus. Il prendra un soin tout spécial de ses mains, qu'il aura pris la précaution de bien laver au savon, avant chaque séance, de façon à ne pas encrasser la région sur laquelle il aura à intervenir. Les ongles seront tenus coupés très courts, afin que la peau du malade ne risque pas d'être blessée. Il y aurait tout avantage à ce que la toilette des mains fût complétée par un bain local (maniluve) antiseptique d'une durée de quatre à cinq minutes.

On pourra utiliser la solution suivante :

Eau . . . . 1 litre.
Acide borique. . . . . 40 grammes.

b. Le malade, quelle que soit la région du corps qui doive être soumise aux manipulations, reposera sur le *lit de massage*.

Il n'y aura que de rares exceptions à cette règle. Le malade couché résiste moins, en effet, aux efforts du masseur et les rend ainsi plus productifs. De plus, les tendances à la syncope que pourrait provoquer l'excès de douleurs sont plus sûrement évitées. Enfin, dans cette attitude, le malade peut, en se déplaçant légèrement, présenter plus facilement au masseur les différents points de la région qui doit subir le massage.

c. La chambre dans laquelle se pratiquera la séance du massage, sera maintenue à une température qui ne doit jamais être inférieure à 20°.

d. Le lit de massage est un simple lit de camp sur lequel on étend une couverture, recouverte elle-même d'un drap qui devra être renouvelé pour chaque malade.

S'il s'agit de pratiquer un massage général, le malade sera complètement nu ; s'il s'agit d'un massage local, la région seule sur laquelle on doit agir sera mise à nu et débarrassée de tout lien constricteur (jarretière, cravate, etc.).

La région à masser ne reposera sur le lit que par l'intermédiaire d'un coussin de sable fin, enveloppé par une toile imperméable de façon qu'il puisse être lavé et essuyé après chaque séance.

Quatre coussins suffisent pour parer à tous les besoins :

Deux coussins longs (trois fois plus longs que larges) destinés à être placés sous les membres;

Deux petits coussins carrés utilisés pour soutenir une articulation ou une extrémité de membre par exemple.

e. Avant de commencer toute manipulation il faudra avoir pris soin : 1° de laver, si possible, la région sur laquelle on va agir, ou tout au moins la partie sur laquelle s'exercera le summum d'efforts de la part du masseur. Ce lavage sera d'abord fait à l'eau savonneuse tiède et complété par un rinçage, pour lequel on emploiera la solution antiseptique formulée plus haut. Ces soins de propreté auront pour effet d'épargner au malade des poussées de furoncles qui se produisent quelquefois sur les régions soumises à des frictions trop souvent répétées et qui ont pour conséquence fâcheuse d'amener l'interruption du traitement.

En outre, la région après avoir été lavée et essuyée devra être lubrifiée. C'est-à-dire qu'il s'agira d'enduire d'une matière grasse les téguments sur lesquels on aura à pratiquer des frictions et cela parce que le massage fait à sec est douloureux.

L'application du corps gras demande une certaine attention. Il n'en faudra mettre que la quantité nécessaire, et renouveler l'opération dans le courant de la séance à mesure que le desséchement semblera se produire. Quand on graisse trop les téguments, la main du masseur glisse à la surface et ne peut exercer des pressions suffisantes pour que l'action s'en fasse sentir sur les tissus profonds. Le corps gras à préférer entre tous est la glycérine qui, en raison de sa solubilité dans l'eau, permet une fois la séance terminée de faire aisément avec un linge imbibé d'eau tiède la toilette de la région.

La glycérine est versée dans une soucoupe que l'on place au pied du lit et dans laquelle on puise au moyen d'un tampon de linge qu'on promène ensuite sur la peau comme on le ferait d'un pinceau.

f. La durée de la séance ne saurait être déterminée exactement. C'est au médecin qu'il appartient de la fixer pour chaque cas.

Il faut toutefois savoir que rarement la durée dépassera vingt minutes et rarement aussi sera inférieure à cinq minutes.

La durée sera plus grande dans les cas chroniques. Dans les cas aigus les séances seront courtes et répétées plusieurs fois par jour (3 ou 4 fois).

g. Le massage, lorsqu'il devra (ce qui sera le cas le plus fréquent) être suivi d'une séance d'hydrothérapie, ne sera pratiqué que sur des malades à jeun ou ayant pris leur dernier repas depuis au moins trois heures.

Le tableau suivant résume les indications éparses dans les précédentes pages.

Mais il n'y a là qu'un exposé bien incomplet du rôle que le masseur peut être appelé à remplir. Le *modus faciendi* du massage varie dans ses détails pour chaque cas particulier, comme nous allons bientôt le constater.

En ne tenant point compte de cela, le masseur courrait le risque de faire œuvre toujours inutile et souvent dangereuse ; car il faut bien savoir qu'un massage pratiqué intempestivement ou à l'aide de

Masseur. . .
- Bras nus.
- Mains lavées et antiseptisées.
- Ongles courts,

Malade . . .
- A jeun ou à trois heures de son dernier repas.
- Couché. . . . .
  - Sur le lit de massage.
  - Dans une chambre chauffée.
- Région à masser.
  - Mise à nu.
  - Reposant sur un coussin de sable.
  - Lubrifiée par la glycérine.

Manipulations. **(3 temps).**
- 1ᵉʳ temps.
  - 1° L'effleurage (pendant une ou deux minutes).
  - 2° Pressions méthodiques.
    - Durée de cinq minutes à un quart d'heure suivies ou non de pétrissage et percussion des muscles.
- 2ᵉ temps. | Mouvements passifs (cinq minutes).
- 3ᵉ temps. | Mouvements actifs contrariés (cinq minutes).

Le plus souvent la séance sera complétée par
- 1° la pratique d'une série de mouvements actifs.
- 2° une douche.

manipulations dont ne relèverait pas le cas auquel elles s'adressent, peut avoir les plus *graves conséquences*. Le massage ne devra donc jamais être entrepris qu'après l'avis du médecin, quand celui-ci en aura posé les premières règles, et ne devra être continué que sous la surveillance constante de celui qui l'a ordonné.

Ces conditions seront remplies quand le masseur aura pour se guider les indications inscrites par le médecin lui-même sur la « feuille de massage » dont nous donnons ci-contre un spécimen.

Le masseur devra exiger du malade qu'il lui présente cette feuille avant de recommencer une séance, de telle sorte qu'il se puisse assurer que le médecin n'y a point fait figurer d'indications nouvelles.

Une colonne d'observations est réservée au masseur, qui ne doit pas craindre d'y noter tous les incidents survenus pendant la séance, et qui lui paraissent quelque peu anormaux. Exemple : « Douleur extrême aux attouchements, rougeur et chaleur de la région avant la séance, etc. »

Il doit aussi y signaler les absences du malade qui lui est confié.

Service des blessés.   FEUILLE DE MASSAGE

Médecin traitant.................

NOMS ET PRÉNOMS du malade.	N° du lit.	DIAGNOSTIC.	DATES des prescriptions médicales.	OBSERVATIONS DU MÉDECIN TRAITANT.	NOTES CONSIGNÉES par le masseur.	
Rodière (Louis).	12	Périarthrite de l'épaule droite, d'origine traumatique. État inflammatoire subaigu, contractures des muscles de l'épaule.	20 mars.	Pratiquer pendant trois jours une séance de dix minutes de durée et consistant en : effleurage, pressions méthodiques avec pétrissage des muscles de l'épaule. Pas de mouvements passifs ni actifs contrariés. Faire suivre la séance de l'application sur l'articulation d'une douche à jet mobile, brisé, d'une durée de quatre minutes.	22 mars	Le massage n'a pu être pratiqué en raison de la douleur ressentie par le malade.
			27 mars.	Commencer à faire exécuter avec ménagement quelques mouvements passifs.		
			29 mars.	Exagérer l'étendue des mouvements passifs et les prolonger pendant cinq minutes.		
			5 avril.	Pousser jusqu'à leur maximum l'étendue des mouvements passifs, ne pas redouter les craquements articulaires qui pourraient se produire pendant les manipulations.		
			16 avril.	Pratiquer les trois temps de la séance du massage. Faire suivre d'une douche et de la pratique d'une série de mouvements actifs (durée cinq minutes).		

DEUXIÈME PARTIE

TECHNIQUE PARTICULIÈRE

Si chaque cas particulier emprunte aux données générales précédentes le fond de sa thérapeutique, il n'en est pas moins vrai que le but poursuivi doit entraîner, en variant lui-même, des modifications dans les manipulations, à tel point que l'éducation du masseur serait absolument incomplète si elle ne s'augmentait de l'étude de la technique à appliquer aux principales affections qu'il aura à traiter. Pour simplifier cette étude, nous prendrons soin de la faire rentrer le plus possible dans le cadre des manipulations indiquées et classées dans notre tableau (page 25).

Nous ne comprendrons dans nos descriptions que les maladies constituant le fonds commun de la pathologie, et de celles-ci même nous élague-rons certaines, que des médecins, trop généralisateurs en fait de traitement par le massage, ont voulu faire relever de ce mode thérapeutique.

A chacun des groupes pathologiques suivants correspondra une technique particulière dont nous devrons faire une étude spéciale. Nous étudierons donc le massage appliqué :

1º Aux affections des articulations et aux affections des gaines synoviales tendineuses et des synoviales articulaires ;

2º Aux fractures ;

3º Aux maladies des muscles ;

4º Aux maladies des nerfs ;

5º Aux maladies de la peau ;

6º Aux maladies de la circulation ;

7º Aux maladies de l'appareil respiratoire ;

8º Aux maladies des organes contenus dans l'abdomen.

Nous utiliserons enfin les données acquises par le masseur, pour lui apprendre à en faire l'application dans le massage général, dit massage hygiénique, qui fera l'objet d'un chapitre particulier.

CHAPITRE PREMIER

MASSAGE APPLIQUÉ AUX ARTICULATIONS

Le masseur retiendra qu'ici plus qu'en toute autre circonstance, il devra craindre de dépasser le but et qu'une intervention exagérée pourrait être fatale au malade.

La règle primordiale sera donc de ne jamais s'écarter des prescriptions du médecin et de pécher plutôt par un excès de douceur.

Les affections articulaires principales auxquelles le massage doit être appliqué sont surtout d'ordre traumatique.

Ce sont :

I. — L'*entorse* ou *foulure*;
II. — Les *luxations récentes* et réduites;
III. — Les affections des synoviales tendineuses;
IV. — L'*épanchement de liquides* (sérosité ou

sang) *dans l'intérieur d'une articulation* (d'origine traumatique);

V. — Les *raideurs articulaires* (conséquence plus ou moins éloignée d'accidents traumatiques, luxations anciennes réduites, périarthrites, etc.);

VI. — Les *déviations de la colonne ertébrale.*;

VII. — Le *pied bot.*

I

ENTORSE OU FOULURE

Il faut entendre par là la distension violente des ligaments d'une articulation.

Dans les manipulations appliquées aux entorses le masseur se propose :

1°. De broyer, d'écraser les exsudats et les épanchements intra et extra-articulaires, et de les chasser dans les voies lymphatiques et veineuses : d'où il suit que toutes les manipulations doivent être exercées de la périphérie vers le centre.

2° De supprimer l'état de contracture dans lequel se placent les muscles qui entourent l'articulation.

D'où résulte l'indication de masser assez loin au-dessus et au-dessous de l'articulation, de façon à comprendre dans les manipulations les masses musculaires avoisinantes.

3° De remettre en leur place les tendons qui ont pu glisser hors de leur emplacement normal (ce qui pourra être obtenu par le soin qui sera pris de masser avec le plat des pouces et tout le long des tendons saillants, et encore par la pratique des mouvements passifs qu'on imprimera à l'articulation).

Les entorses sont dites simples ou compliquées.

Aux premières seules peuvent être appliqués tous les temps du massage.

Les entorses compliquées, c'est-à-dire qui s'accompagnent d'arrachement de fragments osseux, ou de larges déchirures des ligaments, ne devront être massées qu'avec la plus grande circonspection et en présence du médecin. Le plus souvent il sera bon d'attendre la disparition des phénomènes inflammatoires aigus, et de tâter pour ainsi dire la susceptibilité pathologique de l'article en excluant dans les premières manipulations les grands mouvements provoqués qui ne peuvent qu'amener l'inflammation de l'articulation et augmenter les raideurs. Si les premières séances de massage sont suivies d'une exagération de température locale ou de gonflement douloureux, se maintenant deux ou trois heures après l'intervention, il y aura lieu d'interrompre momentanément tout traitement massothérapique et de ne le reprendre que lorsque l'articulation sera devenue plus tolérante.

Pour les entorses simples la technique sera la suivante :

TECHNIQUE

1° Plus tôt on commencera les manipulations, plus rapide sera le succès.

Le massage peut donc commencer à être pratiqué même, *dans les premiers instants qui suivent l'accident.*

2° Les séances peuvent être multipliées dans la même journée. « La règle est de les reprendre quand, au bout de quelques heures d'amélioration, les douleurs reparaissent. »

En moyenne deux séances par jour et d'une durée de vingt minutes chacune devront suffire.

3° Chaque séance comportera les manipulations suivantes :

A. *Frictions centripètes*. — Sous forme d'effleurage pratiqué tout autour de l'articulation (insister sur les points les plus douloureux et les plus œdématiés), l'effleurage aura pour effet de diminuer l'œdème superficiel et de permettre d'agir plus efficacement sur les parties profondes. La durée de la séance d'effleurage devra être de sept à huit minutes. Cette durée reste d'ailleurs sous la dépendance de la susceptibilité du malade. Il s'agit avant tout de ne point passer à des manipulations plus profondes avant d'avoir obtenu par l'effleurage une sorte d'engourdissement de la région, capable de permettre le mode d'intervention plus douloureux qui va suivre. En général plus la séance d'effleurage sera longue, moins le malade aura ensuite à souffrir et meilleur pourra être le résultat immédiat de l'intervention.

B. *Pressions méthodiques*. — **Avec le plat des pouces**. — Pratiquées tout le long des tendons et dans les interstices tendineux, ainsi qu'au loin sur les masses musculaires voisines.

A mesure que le gonflement diminue les pressions doivent être faites avec plus de force.

Avec le plat de la main. — Les mains se promènent lentement sur la place malade, se posant tout d'abord un peu au-dessous de la région blessée pour remonter dans la direction du cœur, en exerçant ici encore des pressions qui doivent être plus fortes de minute en minute, dès que le malade les peut tolérer sans trop de douleur. Le membre est saisi à pleine main, et les doigts aussi bien que la paume de la main peuvent agir. Quand la main est arrivée au-dessus de la région contusionnée, elle se soulève, redescend sans toucher la peau pour reprendre à partir du point initial son mouvement de lente ascension.

On peut utilement employer les deux mains placées l'une derrière l'autre, si la région est petite, ou à côté l'une de l'autre si la région est étendue en surface.

Durée moyenne : dix minutes au moins. C'est le temps le plus important. C'est en effet sur lui qu'il faut le plus compter pour amener le dégorgement rapide de la région par la diffusion au loin du liquide sanguin extravasé dans les tissus. La preuve en est dans ce fait qu'à la suite de ces manipulations la tache ecchymotique (épanchement sanguin vulgairement appelé BLEU) s'étale largement, ce dont le malade doit être informé afin que, ne voyant là qu'une complication de son état, il ne prenne peur et ne se refuse à bénéficier davantage du traitement par le massage.

C. *Mouvements passifs*. — Ne doivent être commencés que lorsque la douleur est à peu près éteinte. Doivent être faits lentement et sans brusquerie. Le masseur arrivera graduellement à obtenir le maximum de l'attitude qu'il est en droit de demander à l'articulation (voir plus loin à l'étude du massage de chaque articulation en particulier), et quand ce maximum aura été obtenu, il le devra maintenir un petit instant avant que de passer au mouvement en sens inverse.

Ces exercices seront au début proportionnés comme intensité au degré de tolérance du malade. Il faut savoir toujours reculer devant un excès de douleur provoqué par les manœuvres de massage. Agir alors par petits mouvements limités, qui suffisent, en attendant mieux, pour empêcher la formation des adhérences qu'on redoute et reporter à des séances ultérieures le soin de gagner chaque jour un peu plus de terrain. Ne pas se laisser entraîner par l'idée qu'il est possible d'obtenir quand même le maximum de mouvement de l'articulation massée. Rien ne presse, à condition que chaque jour l'article soit légèrement mobilisé.

D. — Les mouvements actifs ne doivent pas, sauf dans les cas très légers, être commencés dans les deux premiers jours du massage, mais reportés au troisième ou quatrième jour.

E. — Dans les entorses un peu sérieuses et surtout dans celles du membre inférieur, appliquer après chaque séance autour de l'articulation un bandage roulé (bande de flanelle) qui maintiendra l'articulation légèrement comprimée et s'opposera jusqu'à un certain point à la reproduction du gonflement.

F. — Terminer la séance par une douche froide locale d'une durée moyenne de cinq minutes (en voir la technique au chapitre traitant de l'hydro-thérapie).

II

LUXATIONS RÉCENTES ET RÉDUITES

Il faut entendre par luxation le déboîtement d'un os, c'est-à-dire le déplacement d'un os sorti de son articulation. Quand l'os a été par le chirurgien remis à sa place on dit que la luxation est *réduite*.

La luxation la plus simple est toujours accompagnée de froissements, de déchirures, d'un peu d'épanchement sanguin et plus tard d'une légère inflammation (arthrite).

Le massage est indiqué au même titre que pour les entorses et se pratique de la même façon, sauf les modifications suivantes :

N'avoir tout d'abord recours qu'aux manipulations correspondant au premier temps (effleurage et pressions). Ce ne sera qu'après deux ou trois semaines de ce traitement réduit qu'on le devra compléter par la pratique des mouvements passifs, qui seront exécutés au début avec beaucoup de ménagement, et devront être momentanément interrompus si la région devenait chaude, tuméfiée, douloureuse (ce qui ferait craindre le développement d'une arthrite aiguë).

III

AFFECTIONS DES SYNOVIALES TENDINEUSES

Les tendons sont presque toujours entourés de manchons, dits gaines synoviales, qui sécrètent par leur surface interne un liquide huileux dit *synovie*, lequel est destiné à permettre au tendon un glissement plus facile.

Dans certaines affections dénommées *synovites*, ces manchons tantôt sécrètent des produits trop abondants dont on cherche par le massage à amener la résorption, tantôt deviennent, au contraire, d'une sécheresse nuisible au bon fonctionnement du tendon qu'ils enveloppent. Dans tous ces cas le massage est des plus efficaces. Il aura pour effet d'aider à la disparition des exsudats, ou de modifier heureusement l'état de nutrition des gaines et, en leur ramenant la santé, de leur rendre l'intégrité de leur rôle physiologique.

TECHNIQUE

La technique sera des plus simples :

Premier temps : Effleurage. — Pressions mé-thodiques.

Avec le plat des pouces.

S'attacher à bien suivre la direction des tendons.

Les pratiquer avec une force de plus en plus croissante.

Durée : sept ou huit minutes.

Deuxième temps : Mouvements passifs.

Consistent dans l'accomplissement des mouvements propres à l'articulation ou aux articulations *immédiatement sous-jacentes* aux gaines tendineuses qu'il s'agit de masser. (Ainsi si le massage doit s'appliquer aux gaines synoviales du poignet, les mouvements passifs se rapporteront aux mouvements des articulations du poignet et des doigts.)

Troisième temps : Mouvements actifs. contrariés.

Les mêmes qu'au temps précédent, seulement c'est le malade qui tente de les faire, et le masseur qui s'efforce d'en empêcher l'exécution.

Douche locale (deux à cinq minutes de durée) suivie d'une série de mouvements actifs.

Ils doivent, pour être pourvus d'effet, être pratiqués pendant un quart d'heure au moins. Ce sont les mêmes mouvements que ceux des deuxième et troisième temps, mais que le malade exécute cette fois à sa guise.

IV

LES ÉPANCHEMENTS INTRA-ARTICULAIRES

Produisent le gonflement et la distension de l'articulation. Ils sont constitués par de la sérosité, du sang ou du pus. Ces derniers, répondant à des états inflammatoires graves, ne doivent en aucun cas être traités par le massage.

TECHNIQUE

La technique est peu complexe.

N'agir qu'avec beaucoup de précaution : on peut craindre, en effet, que l'articulation ne s'enflamme.

Une seule séance par jour suffira ; après chaque séance, comprimer légèrement la région par un bandage roulé.

Premier temps.

Effleurage de la région, jusqu'à ce que la peau soit devenue rouge et que la douleur à la pression soit fort atténuée.

Pressions méthodiques. — Les pratiquer surtout au niveau des points de la région soulevés par l'épanchement.

C'est la phase la plus importante de la séance, la pratiquer soigneusement et lui donner une durée de sept à huit minutes.

(Comprendront le pétrissage des muscles qui entourent la région articulaire, et dont le plus souvent certains d'entre eux sont en voie d'atrophie.)

Deuxième temps : Mouvements passifs.

Faire exécuter avec lenteur tous les mouvements propres à l'articulation ; constater qu'ils se font bien et sans douleur. Dans le cas contraire, rendre compte au médecin traitant.

Troisième temps : Mouvements actifs contrariés.

Sont ici de toute importance. C'est eux qui s'opposeront le plus à la marche presque fatale vers l'atrophie de certains groupes musculaires. Ne pas négliger de les pratiquer.

Terminer la séance par un nouvel effleurage, suivi de l'application d'une douche locale (durée deux à cinq minutes).

La durée totale d'une séance sera un peu plus courte pour les cas aigus (dix minutes), mais pour les épanchements chroniques, elle peut atteindre trente minutes.

V

RAIDEURS ARTICULAIRES

Les raideurs articulaires sont le plus souvent la conséquence de lésions traumatiques ou inflammatoires antérieures.

Elles sont dues à la rétraction de toutes les parties molles qui entourent l'articulation (tendons, ligaments, capsule fibreuse articulaire) et à des exsudats intra ou péri-articulaires.

Elles sont quelquefois telles qu'il semble qu'il y ait soudure des os qui constituent l'articulation.

Le massage a ici pour but :

De rendre de la souplesse à tous les tissus rétractés, et de favoriser à l'aide de mouvements passifs la résorption des exsudats.

Plus on retarde l'application du traitement, moins il faudra compter sur le succès. Il faut savoir que les progrès sont très lents à se faire (un traitement de deux à trois séances par jour pendant plusieurs mois est quelquefois nécessaire).

Les manipulations ne doivent être entreprises que lorsque les phénomènes inflammatoires (arthrite ou périarthrite) auront complètement disparu.

La technique à employer sera la suivante :

Premier temps : Effleurage.
Pressions. — Doivent être pratiquées très énergiquement, de façon qu'elles arrivent à agir sur les parties profondes. Elles doivent se faire sur *toutes* les faces de l'articulation maintenue solidement fixée contre le coussin de sable par la main qui n'agit pas.

Deuxième temps : Mouvements passifs.
Constitue le temps de beaucoup le plus efficace et le plus difficile.

Pour provoquer l'exécution de ces mouvements, le masseur devra déployer une force dont l'intensité variera avec la nature de l'obstacle à vaincre. L'habitude seule, aidée des conseils puisés auprès du médecin, pourra donner l'assurance et même la hardiesse nécessaires pour ne pas craindre d'amener parfois par des manipulations énergiques des craquements articulaires, et de produire sous la peau la formation d'ecchymoses.

Le masseur se guidera pour l'exécution de ce temps sur l'extrême douleur ressentie à un moment donné par le malade, et qu'il devra savoir respecter.

La règle sera donc de s'arrêter dans ces mouvements à l'attitude que le malade pourra supporter sans trop grande souffrance.

Troisième temps.

Les mouvements actifs contrariés par lesquels on cherchera à rendre aux muscles la force nécessaire pour qu'ils puissent mettre en jeu l'articulation, ne sauraient, tout comme les mouvements actifs, être pratiqués que lorsqu'une certaine souplesse aura été rendue à l'articulation.

Ils seront le couronnement de l'œuvre entreprise, quand on aura pu la mener à bien.

Durée moyenne de la séance : vingt minutes. Terminer par une douche locale à jet plein.

Mais si, comme nous venons de le voir, le mode de massage relève de la nature de l'affection articulaire à laquelle il doit être appliqué, il est aussi sous une autre dépendance. Il varie encore d'après la conformation de l'articulation. C'est ainsi qu'on ne masse pas un genou comme une hanche, ni une hanche comme un poignet. Il est donc indispensable que le masseur soit mis au courant de la technique particulière qui réglemente le massage des principales articulations.

Quelque fréquemment et consciencieusement faites que puissent être les manœuvres de massothérapie appliquées aux raideurs articulaires, elles ont tout à gagner à être aidées par des manœuvres de mobilisation d'ordre mécanique exercées dans les intervalles du temps de massage par le malade lui-même ou par une autre personne. Celles-ci ont pour effet de ne pas laisser se passer entre les intervalles des manipulations un temps trop long qui pourrait sinon annihiler, tout au moins diminuer les bénéfices de l'intervention manuelle.

Il importe que le blessé vienne pour sa part en aide au masseur dans l'œuvre de mobilisation, qui doit, plus ou moins hâtivement, suivant les prescriptions médicales, être appliquée à une articulation enraidie par suite d'un traumatisme antérieur ou d'un voisinage inflammatoire. Si le blessé est de ceux qui ont souci de hâter leur guérison au prix de quelque douleur à endurer, il peut, une fois fixé sur l'appareil dont nous donnons ci-après la description, manœuvrer lui-même d'une ou des deux mains le mécanisme simple qui mettra en mouvement le segment de membre ou le membre à mobiliser.

Dans le cas contraire on peut, sans faire courir aucun risque au malade, confier même à une personne inexpérimentée le soin d'exercer la traction. Dans les deux cas, les séances pourront être sans fatigue suffisammènt prolongées et multipliées dans la même journée pour que l'effet obtenu en soit réellement efficace.

Il est bien entendu que ce mode de mobilisation ne saurait se substituer à une intervention manuelle par le massage. Dans bien des cas, le médecin seul doit être juge de l'étendue des mouvements que l'on peut sans danger imprimer à une articulation malade. Il serait alors dangereux d'intervenir par des tractions aveuglément faites et qui n'auraient pour limites d'étendue, de la part du blessé que l'intensité de la douleur provoquée, et de la part de l'infirmier chargé de les pratiquer que la quantité d'efforts faits par lui.

L'emploi de notre appareil ne peut donc être étendu à tous les cas relevant du massage articulaire, mais il peut, ainsi qu'il nous en a maintes fois fourni la preuve, devenir un adjuvant des plus précieux et singulièrement activer la guérison, toutes les fois qu'il s'agit de parachever une thérapeutique de massothérapie articulaire.

DESCRIPTION DE L'APPAREIL

L'appareil se compose en substance d'une chaise massive en bois de chêne à dossier élevé et contre lequel est solidement fixée une sorte de potence P (v. fig. 10), au haut de laquelle glissent dans des poulies de réflexion (R-R), des cordelettes rattachées par une de leurs extrémités au membre ou segment de membre à mobiliser et par l'autre à une poignée ou manette (M) que manœuvre un infirmier ou le blessé lui-même. Quatre segments matelassés sur une seule ou sur leurs deux faces, selon qu'ils devront être utilisés par les deux faces ou par une seule, sont annexés à l'appareil pour agir l'un sur l'articulation de l'é-

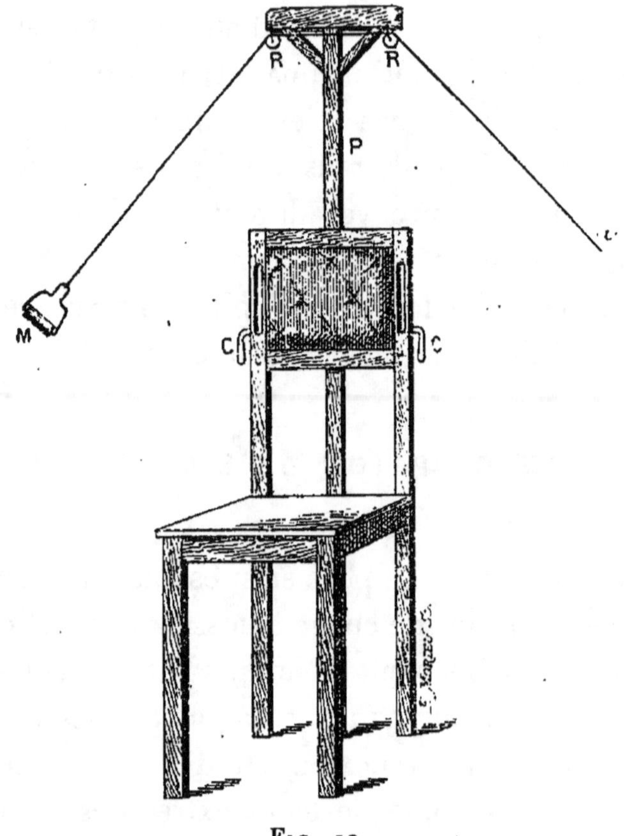

FIG 10.

paule, l'autre sur le coude, le troisième sur le genou et le quatrième sur l'articulation du cou-de-pied.

Elle est comme construction à la portée de tout menuisier quelque peu adroit, et son prix de fabrication ne dépasse pas quarante francs.

I

MOBILISATION DE L'ARTICULATION DE L'ÉPAULE

1° Se pratique en annexant au squelette de la chaise le segment A (v. fig. 11).

Le segment A est matelassé sur ses deux faces de façon à pouvoir servir alternativement pour le côté droit et le gauche. Il se fixe au moyen de l'extrémité terminée par la plaque de forte tôle (T) contre la face postérieure d'un des montants de la chaise de la façon suivante : un premier écrou est engagé dans l'orifice (V) et dans la glissière (G) dont est creusé le montant de la chaise et fixé solidement à hauteur voulue. Un deuxième écrou (V″) est passé dans la rainure (R-R) en même temps que dans la glissière (G). Ce deuxième écrou ne doit être que lâchement serré. Le segment A ainsi maintenu est prêt à pivoter dans un sens vertical autour du point fixe V, et l'écrou V″ ne sert qu'à maintenir dans un plan fixe le mouvement d'ascension ou de descente.

2° Un point important dans la mobilisation de

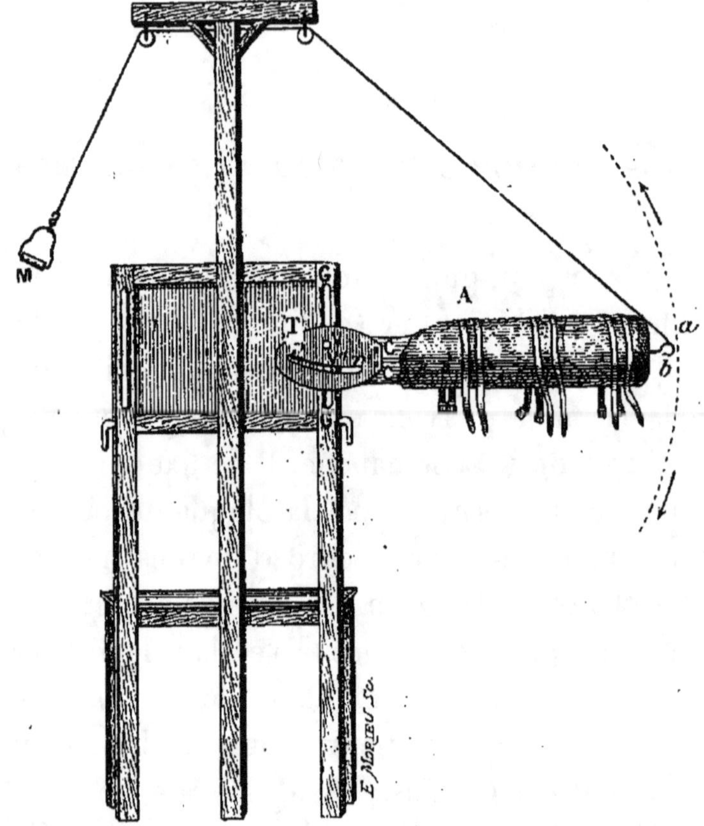

Fig. 11. — Face postérieure de la chaise disposée pour mobiliser l'articulation scapulo-humérale (épaule) droite.

l'épaule est d'obtenir la fixation de l'omoplate, afin d'éviter que cet os ne participe pour une trop

large part aux mouvements de l'articulation scapulo-humérale. Cette fixation, qui ne saurait être
rendue complète, sera rendue suffisante par l'ap-

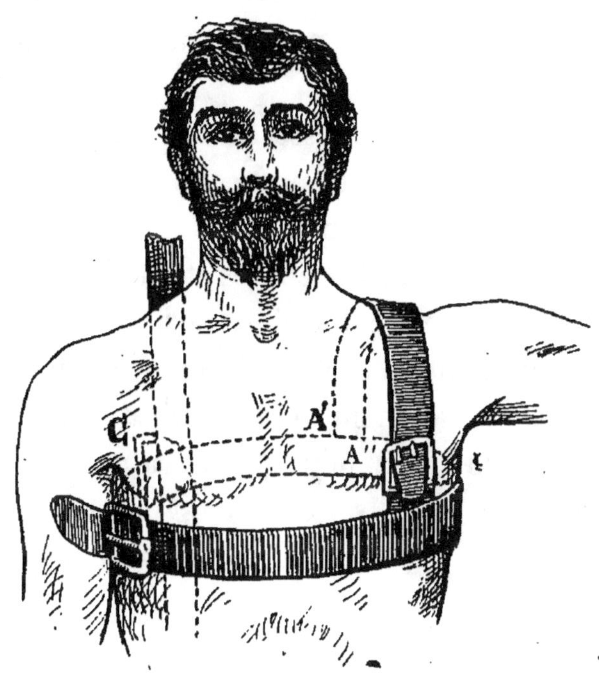

Fig. 12. — Courroie pour l'immobilisation de l'omoplate.

plication d'une large sangle du modèle ci-contre
(v. fig. 12).

La partie horizontale s'enroule autour du corps
du blessé assis sur la chaise, passée par son milieu sous l'aisselle correspondante à l'articulation
à mobiliser et, par ses deux extrémités, vient se

boucler sous le crochet (C) placé contre le montant de la chaise.

La partie verticale passe comme un demi-anneau par-dessus l'épaule à fixer et vient se boucler sur la portion horizontale par ses deux extrémités A'A''.

3° Le bras du blessé est alors fixé tout le long du segment A et il ne reste plus qu'à mettre ce segment en mouvement.

Pour ce faire, les choses étant disposées comme dans la fig. 12, l'extrémité *a* de la cordelette est fixée au petit anneau ouvert (*b*) vissé lui-même à l'extrémité du segment A. On voit dès lors que toute traction sur la manette (M) aura pour effet de provoquer la mobilisation du segment A et par suite de l'épaule qui a été rendue solidaire de ce segment.

Nota. — Pour que le segment A puisse servir au côté opposé, la portion matelassée a été rendue indépendante de la plaque métallique (T). Lorsqu'il s'agira de faire passer le segment A du côté droit au côté gauche ou *vice versa*, la partie matelassée sera dévissée en *c, c, c,* et replacée ensuite, après retournement de la plaque.

II

MOBILISATION DE L'ARTICULATION DU COUDE

Se pratique en adaptant à la chaise le segment B (v. fig. 13), lequel est aussi matelassé sur ses deux faces afin de pouvoir servir pour le coude droit et le gauche.

1° La barre de fer (b) est engagée horizontalement et à hauteur voulue en arrière des montants de la chaise et en avant de l'encoche creusée dans la portion P' du montant de la potence ; elle est engagée plus ou moins de façon que, le malade étant assis sur la chaise et le bras étendu sur le segment B, le pli de flexion du coude correspond à la charnière qui unit les deux parties C et D du segment B.

2° La barre (b) est maintenue en place par des vis à écrou qui s'engagent à la fois dans la fente de la barre (b) et dans la glissière des montants de la chaise.

3° Une fois le segment B en position et le

membre supérieur fixé sur lui, la manœuvre de_
vient analogue à celle qui a été décrite pour la
mobilisation de l'épaule. Il ne restera plus qu'à

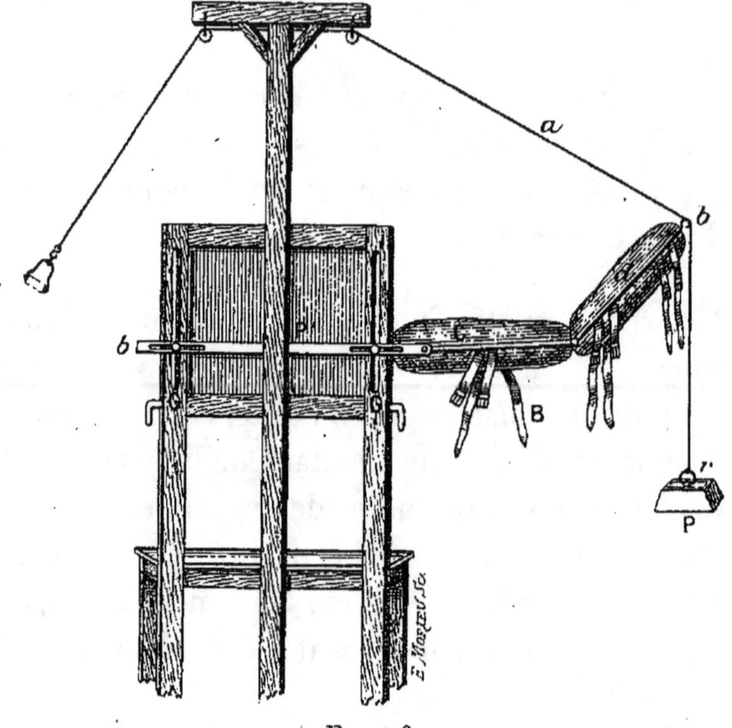

Fig. 13.

rattacher l'extrémité de la cordelette (*a*) à l'extrémité du segment B.

Le mouvement d'extension de l'avant-bras sur
le bras est abandonné aux efforts musculaires du
blessé. C'est là en effet un moyen de porter re-

mède dans une certaine mesure à l'atrophie relative du triceps qui accompagne toujours plus ou moins les affections inflammatoires de l'articulation du coude. Si pour un motif particulier on voulait éviter au blessé cet effort musculaire, il serait aisé d'attacher en (*b*) une cordelette à l'extrémité de laquelle le poids (P) exercerait une traction suffisante pour ramener automatiquement l'avant-bras en extension sur le bras. Afin d'éviter que l'avant-bras ne subisse des mouvements d'hyperextension, il pourrait donner à la cordelette (*b-r*) une longueur telle que le poids P arrive à toucher le sol en même temps que la partie (*d*) du segment B viendra se placer sur le prolongement de la partie *c*.

III

MOBILISATION DE L'ARTICULATION DU GENOU

Annexer à la chaise le segment *c* (v. fig. 14).

1° La partie postérieure du segment est engagée dans une glissière (G) percée sur la portion antérieure de l'entablement qui supporte le siège de

la chaise. Elle y est engagée plus ou moins profondément de façon que, le malade étant assis et

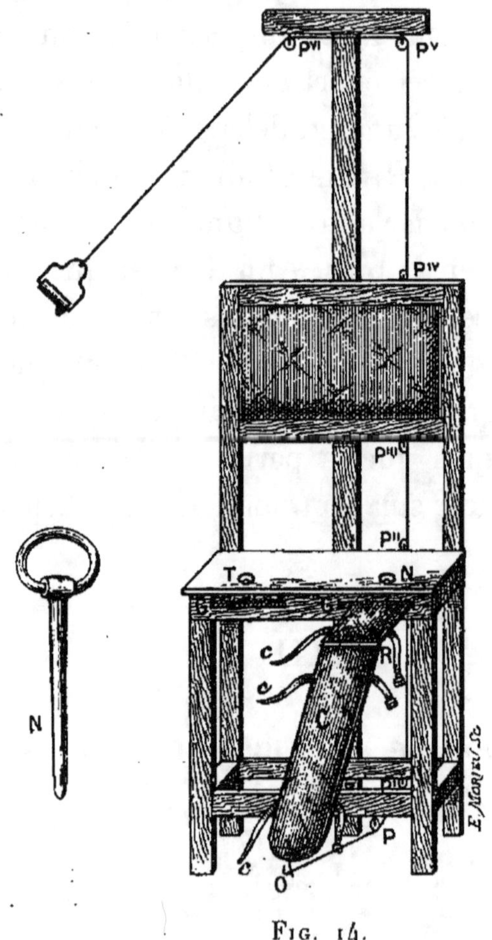

Fig. 14.

le membre inférieur allongé sur le segment c, le
pli de flexion du genou corresponde à l'articu-

lation intersegmentaire (R). La partie postérieure du segment est maintenue fixe à la profondeur voulue par l'engagement au travers du petit orifice (T) percé sur le siège d'une petite tige de fer à anneau (N) dont l'extrémité vient pénétrer dans un des trous pratiqués sur la partie postérieure et non matelassée du segment *c*.

2° Le membre inférieur est alors fixé sur le segment par les courroies (*c-c-c*) et la mobilisation est pratiquée de la façon suivante.

La cordelette qui actionnera le membre est rattachée par une extrémité au crochet (O) et conduite de là dans les poulies (P-P) fixées elles-mêmes au-dessous des barreaux transversaux de la chaise; et passe de là sur la face postérieure de la chaise le long de laquelle elle remonte en s'engageant dans les poulies (P^{II} P^{III} P^{IV}), puis dans la poulie (P^{V}) vissée sur la partie transversale de la potence, partie transversale qu'elle longe pour s'en dégager après avoir traversé la poulie (P^{VI}) et aller de là se rattacher à la manette (M) par son autre extrémité.

Ici comme pour le coude, le mouvement de flexion seul est le résultat de la traction exercée. Il est en effet indispensable, en raison du plus ou moins d'atrophie du muscle triceps qui accompagne toujours les affections inflammatoires ou traumatiques du genou, de laisser au blessé seul le soin de ramener par ses efforts musculaires et après chaque mouvement forcé de flexion, la jambe en état d'extension sur la cuisse.

IV

MOBILISATION DE L'ARTICULATION DU COU-DE-PIED

1° Le segment D (v. fig. 15) est engagé plus ou moins profondément selon la taille du blessé dans la glissière (G) et y est fixé comme il a été dit pour le segment *C*.

Le pied du malade est appliqué sur la semelle S par les courroies (T et T'). Le plein milieu de la courroie T passe dans la talonnière (R), et ses deux chefs viennent, après s'être entre-croisés sur la face dorsale du pied, se nouer en dessous de la semelle S. La courroie T' complète l'immobilisation, et ses deux chefs sont noués directement sur la face dorsale du pied.

2° Une courte cordelette (A) est reliée par une extrémité en (c) et par l'autre à la manette (M) que le blessé saisit d'une ou des deux mains; de

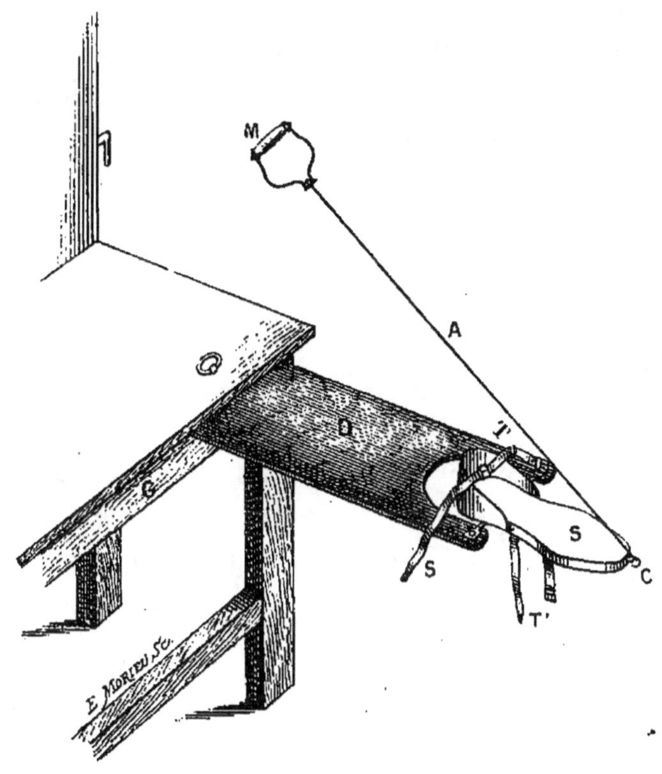

Fig. 15.

légers efforts de traction amènent alors la flexion du pied sur la jambe, modifiant ainsi le degré d'équinisme qui complique plus souvent que toute autre attitude vicieuse les raideurs de l'articulation tibio-tarsienne. Les mouvements d'extension du pied sur la jambe sont laissés aux seuls efforts musculaires du blessé. On pourrait rendre ce mouvement d'extension passif en adaptant (comme cela a été démontré possible pour la mobilisation du coude) un poids rattaché par une cordelette au crochet *c* du segment D.

COU-DE-PIED

Articulation tibio-tarsienne.

POSITION DU MALADE. — *Le malade est étendu sur le lit, le pied reposant par le talon sur un coussin long. Au fur et à mesure des besoins, il se déplace sur son côté droit, puis sur son côté gauche, présentant ainsi au masseur d'abord la face antérieure, puis les deux faces latérales du cou-de-pied.*

Premier temps.
Utiliser surtout le *plat des pouces* qui permet de plonger dans les creux et de bien suivre d'autre part les saillies tendineuses.

Effleurage et pressions méthodiques.

Ces manipulations devront s'étendre en hauteur du milieu du dos du pied à la partie moyenne de la jambe (à la naissance du mollet).

Elles devront être pratiquées successivement.

1° Sur la **région antérieure** (AA, fig. 16).

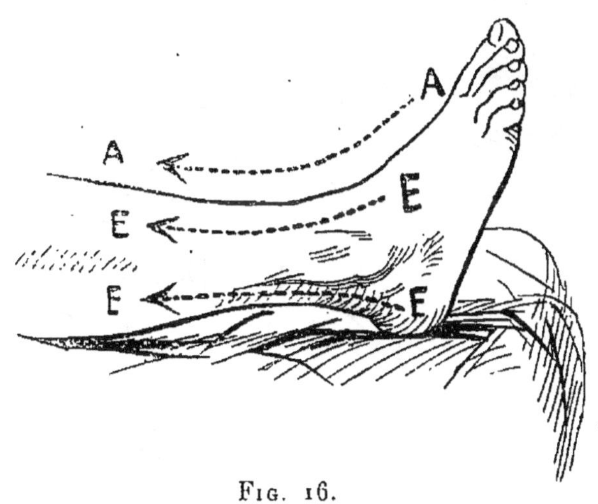

Fig. 16.

2° Sur la **région externe**. — Contourner du *plat des pouces* la malléole externe en exerçant sur tout ce trajet des pressions de plus en plus fortes (EE, fig. 16).

3° **Région interne.** — Le pied du malade reposant sur le coussin par son côté externe.

Manœuvrer autour de la malléole interne comme dans le temps précédent.

4° Sur la **région postérieure** (fig. 17).

On aura déjà pu utiliser les précédentes atti-

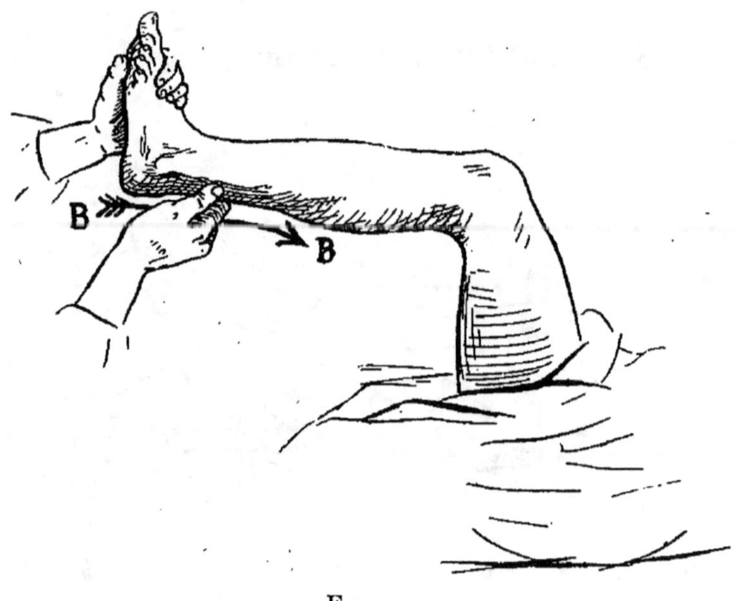

Fig. 17.

tudes du malade pour masser un peu en arrière des malléoles de façon à se rapprocher du tendon d'Achille. On complétera cette ébauche par le mode suivant d'intervention :

Le masseur saisit à pleine main le pied du malade et le tient soulevé, tandis que, de la main libre, il saisit entre le pouce et l'index *(pincement)* le tendon d'Achille le plus bas possible, à la hauteur du talon, et le masse en remontant dans la direction du mollet (BB, fig. 17).

Terminer ce même temps par le pétrissage des muscles du mollet.

Deuxième temps ou *temps des mouvements passifs*.

Le cou-de-pied peut à la rigueur être considéré, et par suite traité comme une articulation en charnière, c'est-à-dire qu'on ne devra lui imprimer que deux sortes de mouvements, la flexion et l'extension.

Le mouvement de *flexion* (dos du pied ramené vers la partie antérieure de la jambe) est plus limité que le mouvement en sens contraire, qui est celui de l'*extension*. Le masseur apprendra à connaître ces limites en constatant sur son pied l'étendue exacte de ces mouvements.

La jambe, saisie par son extrémité inférieure le plus bas possible, reste fixée solidement contre le coussin, pendant que de l'autre main le masseur saisit le pied à pleine main et le reporte en avant *(flexion)* et en arrière *(extension)*. Ces mouvements seront faits très lentement, poussés le plus loin possible et maintenus pendant quelques instants à leur maximum quand ils l'auront atteint. Il est quelquefois besoin de déployer de grands efforts, tant l'articulation peut être enraidie.

Troisième temps ou *temps des mouvements actifs contrariés.*

Ce sont ces mêmes mouvements de flexion et

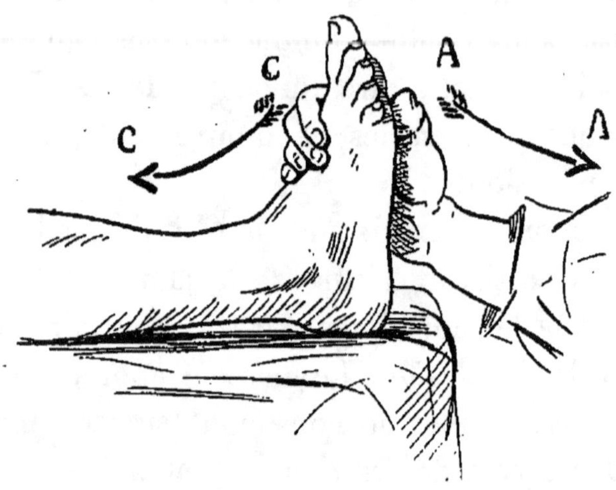

Fig. 18.

d'extension, mais, cette fois, c'est le malade qui les fait et le masseur qui les contrarie.

Celui-ci s'opposera donc tout d'abord aux mouvements de flexion tentés par le malade.

Pendant que le malade fait des efforts pour reporter la pointe du pied dans la direction de la flèche *cc* (fig. 18), le masseur, qui a saisi le pied à pleine main, l'attire vers lui (AA).

Pour contrarier l'extension, le masseur soutiendra fixe, de son poing fermé, la plante du pied

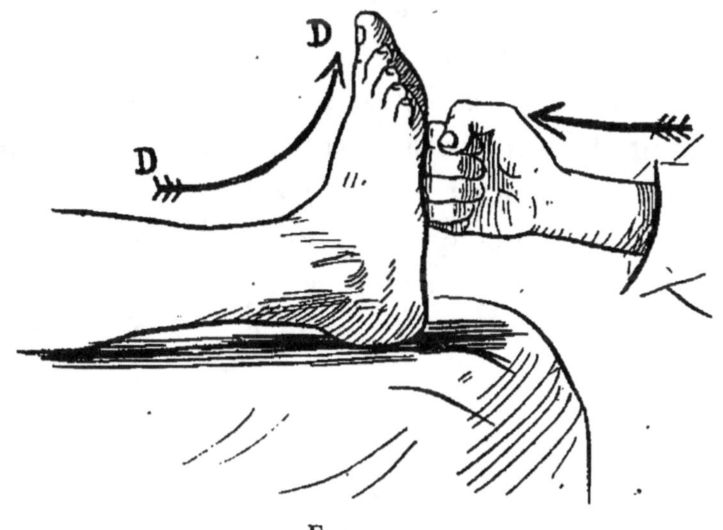

FIG. 19.

du malade, tandis que celui-ci fait effort pour l'étendre (DD, fig. 19).

Cette série de mouvements sera répétée une quinzaine de fois et terminée par une :

Douche locale (à jet plein) d'une durée de

cinq minutes, suivie de l'application, à l'aide d'une bande de flanelle, d'un bandage immobilisant l'articulation, s'il s'agit d'un état aigu pour lequel on puisse craindre un réveil inflammatoire. Tout au contraire, dans les affections chroniques ou non douloureuses, laisser l'articulation libre, en recommandant au malade de faire, dans l'intervalle des séances, des mouvements actifs de flexion et d'extension, à l'aide de la chaise orthopédique (v. page 60).

Dans les cas aigus, les séances peuvent être multipliées (deux ou trois) dans la même journée, leur durée moyenne variant entre six et quinze minutes. Après chacune d'elles, le pied doit avoir repris ses formes primitives normales, et les mouvements n'être en ce moment que peu douloureux.

GENOU

(Articulation en charnière.)

Mouvements propres : *Flexion et extension.*

Le mouvement de flexion peut être poussé très loin, jusqu'à mettre en contact le talon avec la face postérieure de la cuisse.

Le maximum de l'extension est atteint quand la jambe est en ligne droite avec la cuisse.

L'articulation du genou est volumineuse, et très fréquemment atteinte d'épanchements, mais elle est en revanche très accessible au massage, en avant et sur les côtés tout au moins. C'est surtout par la face antérieure que l'on cherche à agir.

TECHNIQUE

POSITION DU MALADE. — *Étendu tout de son long sur le lit, reposant sur le dos quand il y a lieu de présenter au masseur les régions antérieures et latérales, et sur le ventre quand est arrivé le moment de masser la région postérieure.*

Un coussin plat et peu épais est placé au-dessous de la région pour la soutenir, mais il ne doit amener qu'un très léger état de flexion du membre.

Premier temps. Se pratique :

1º Sur la région antéro-latérale ;
2º Sur la région postérieure.

Consiste en effleurage et pressions qui doivent être faits avec le plat des pouces en insistant sur

les points plus particulièrement tuméfiés ou douloureux.

1° Sur la région antéro-latérale. — La
rotule, très superficiellement placée, empêche que
le massage soit pratiqué directement au-devant
du genou. C'est à contourner en tout sens (à

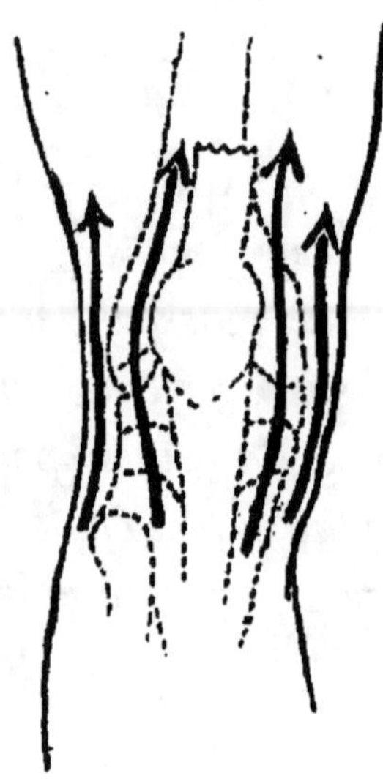

Fig. 20.

droite, à gauche, au-dessous et surtout au-dessus)
la rotule que le masseur doit s'appliquer.

Les flèches de la figure 20 indiquent ces différents points.

A partir du bord supérieur de la rotule les

pressions doivent être faites avec plus de vigueur et remonter jusqu'au tiers moyen de la cuisse.

Ne pas négliger le massage des côtés du genou, où souvent on trouvera des points douloureux au niveau desquels le masseur devra s'attarder.

Ce temps est des plus importants, c'est celui auquel il faudra donner la plus grande durée (huit ou dix minutes).

Le plus souvent il sera indispensable de le terminer par le pétrissage et hachage des masses musculaires situées immédiatement au-dessus de la rotule sur la face antérieure de la cuisse, lesquelles dans la plupart des affections articulaires du genou ont des tendances à l'atrophie.

2° Sur la région postérieure. — Le malade est couché sur le ventre, la jambe est maintenue par un coussin légèrement fléchie sur la cuisse.

Les pressions devront être faites avec ménagement au niveau du creux du jarret (voy. fig. 21). Éviter ici les hachures (durée deux à trois minutes).

Deuxième temps : Mouvements passifs.
Pour ce deuxième temps comme pour le troisième, le malade gardera la dernière position qu'il

*avait au premier temps, c'est-à-dire restera couche
sur le ventre.*

D'une main le masseur maintient fortement

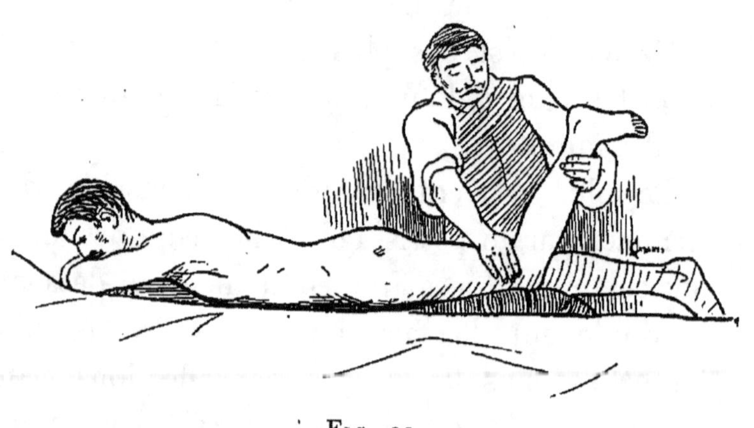

Fig. 21.

fixée contre le coussin la partie inférieure de la
cuisse (fig. 21).

De l'autre il saisit la jambe du malade à la
hauteur du cou-de-pied, de façon à agir sur un
plus long levier.

Il exerce alors des efforts lents et bien gradués
pour amener la jambe vers la cuisse (flexion) ou
pour l'en éloigner (extension). Ces mouvememts
doivent être faits avec plus ou moins de force et
plus ou moins complets selon l'état plus ou moins
douloureux de l'articulation.

Une moyenne de quinze mouvements successifs de flexion et d'extension suffira.

Troisième temps : Mouvements actifs contrariés.

Même attitude pour le masseur et pour le malade. Les rôles seuls sont changés : c'est le malade qui, sur l'ordre du masseur, fait effort pour fléchir d'abord, étendre ensuite la jambe sur la cuisse, tandis que le masseur s'oppose par la force à l'exécution de ces mouvements.

Durée moyenne : celle du deuxième temps.

Terminer par une douche locale en jet plein (cinq minutes). Si l'articulation ne reste pas douloureuse il devra être en outre prescrit au malade d'exécuter, avant de quitter la salle, une série de mouvements actifs (flexion et extension), et dans le courant de la journée une mobilisation automatique de vingt à trente minutes au moyen de la chaise orthopédique (voy. page 57).

HANCHE

Le fémur (os de la cuisse) s'emboîte, par son extrémité renflée en boule, dans l'os coxal (os du bassin) comme *la pomme d'une canne* dans le creux de la main qui la porte : c'est dire que la cuisse pourra se mouvoir sur le bassin dans tous les sens :

Se fléchir et s'étendre sur lui.

Se mouvoir en dedans (action de croiser les cuisses l'une sur l'autre).

Se mouvoir en dehors (action d'écarter les cuisses l'une de l'autre).

Et si l'on fait succéder les uns aux autres ces divers mouvements on pourra obtenir de leur combinaison un mouvement rotatoire comparable à celui que décrivent les ailes d'un moulin à vent.

Ce sont ces quatre sortes de mouvements et en plus le mouvement de rotation que le masseur reproduira dans les mouvements passifs, ainsi que le malade lui-même dans les mouvements actifs.

Le maximum de leur étendue à l'état normal, et dont on devra se rapprocher le plus possible, sans jamais le dépasser dans les manipulations, sera déduit du maximum d'étendue que le masseur essaiera de donner comme terme de comparaison à son articulation propre.

On peut dire toutefois :

Que la flexion de la cuisse sur le bassin peut être poussée jusqu'au contact de la portion moyenne et renflée de la cuisse avec la paroi abdominale.

Que l'extension est à son maximum dans l'attitude de la station debout ou, autrement dit, quand la cuisse est sur le prolongement de l'axe du tronc.

Que le mouvement en dedans doit atteindre l'attitude que prend la cuisse au moment de retomber sur l'autre pour se croiser avec elle.

Que le mouvement en dehors est à peu près, mais en sens inverse, de la même étendue que le précédent.

TECHNIQUE

Premier temps : Effleurage. — Pressions méthodiques.

Doit se pratiquer successivement :

Sur la région antéro-externe;
—   postéro-externe.

1° Région antéro-externe. — *Le malade repose sur son lit, étendu sur le dos. L'articulation à* *masser est maintenue légèrement soulevée par un coussin plat et dépasse un peu le bord du lit.*

Les manipulations se pratiquent :

En avant : — De la partie moyenne de la cuisse au pli de l'aine qu'elles ne doivent pas dépasser ; éviter les pressions fortes et encore plus les hachures.

En dehors : — Du même niveau inférieur elles atteignent plus haut, jusqu'au rebord osseux du bassin : toute la série des pressions peut être ici employée. Il est préférable de masser avec le talon de la main (voy. fig. 4).

2° Région postéro-externe. — Le malade est couché sur le ventre. Un coussin soulève la région de la hanche.

Les manipulations doivent s'exercer sur toute la surface de la fesse et principalement sur la région externe.

Plus que partout ailleurs la situation profonde de l'articulation et son revêtement par d'épaisses couches musculaires réclament une intervention des plus énergiques. On utilisera donc le massage

en peigne (à poings fermés) (voy. fig. 5), le pétrissage et les hachures (fig. 6 et 8).

Deuxième temps : Mouvements passifs.

Le malade se replace sur le dos. (Attitude de la
première partie du temps précédent.)

Si l'articulation est enraidie (ce qui est le cas
le plus fréquent) soit par des exsudats intra-articulaires, soit par la contracture des muscles voi-
sins, un aide est indispensable, qui de ses deux

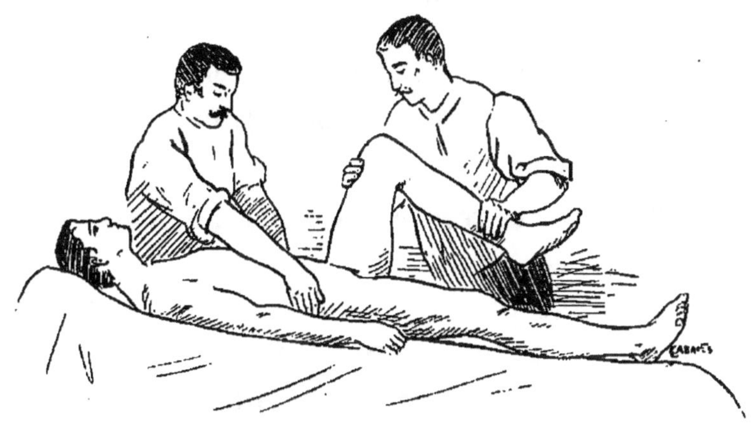

Fig. 22.

mains maintiendra le bassin solidement fixé sur
le lit (voy. fig. 22).

Dans le cas contraire, le masseur doit d'une

main suffire à cette immobilisation du bassin *qu'il faut avant tout assurer.*

La cuisse étant alors saisie tout près du genou, le masseur tâche d'imprimer à l'articulation, lentement et sans secousses, les différents mouvements qui lui sont propres :

> La flexion,
> L'extension,
> Mouvements en dedans,
> Mouvements en dehors,
> Mouvements en aile de moulin.

Chacun de ces mouvements sera poussé le plus loin possible et exécuté une dizaine de fois.

Troisième temps : Mouvements actifs contrariés.

Même attitude du malade. Même fixité donnée au bassin. Les mêmes mouvements qu'au deuxième temps sont répétés un même nombre de fois, exécutés par le malade et contrariés par le masseur.

Durée totale : de vingt à trente minutes.

Terminer :

1° Par une douche sur la région de la hanche

(en jet plein). Il est impossible d'appliquer ici une douche qui n'atteigne que la région de la hanche, sans mouiller les autres partie du corps. Il s'agira donc dans ce cas de donner une douche générale, en insistant pendant une minute environ sur la région de la hanche, qu'on douchera sur toutes ses faces (en avant, en arrière, en dehors);

2° Par une série de mouvements actifs (durée : un quart d'heure environ).

POIGNET ET MAIN

Les phalanges des doigts s'articulent entre elles en charnière et n'ont pour mouvements que la flexion et l'extension.

Tout au contraire les doigts s'articulent à leur base avec la paume de la main par un mode semblable à celui que nous avons décrit pour l'articulation de la hanche et désigné sous la dénomination de « pomme de canne ».

D'où la possibilité pour les doigts de se mouvoir par leur base :

En mouvements de flexion,
—   d'extension,

En dedans,

En dehors,

En mouvements de rotation (aile de moulin), circumduction.

C'est d'après ces données que le masseur appliquera aux phalanges et aux doigts les manipulations prescrites.

Le poignet. — Est construit d'après un type analogue aux articulations en pomme de canne et possède ainsi les cinq sortes de mouvements précités. Leur maximum, que le masseur doit bien connaître pour ne jamais l'outre passer, sera atteint quand :

Dans la flexion. — La paume de la main, qui

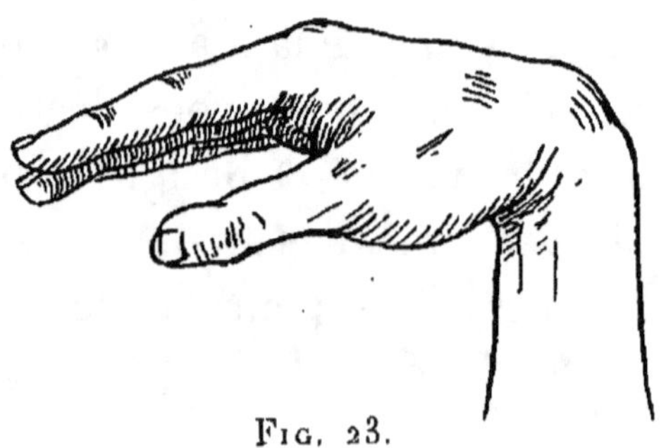

Fig. 23.

par ce mouvement tend à se rapprocher de la face

antérieure de l'avant-bras, sera placée de façon à reproduire la forme de la lettre L dont le long

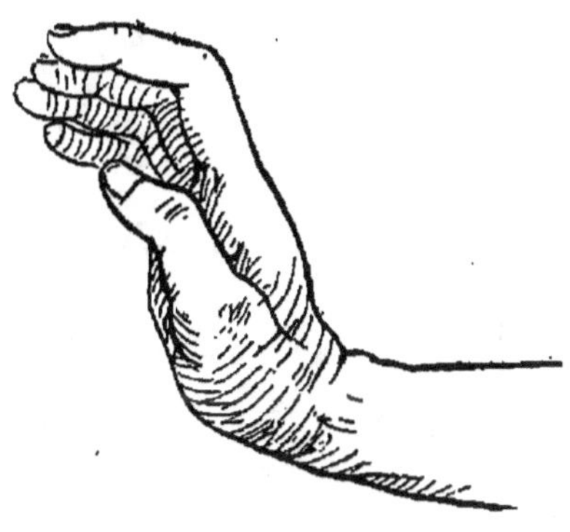

Fig. 24.

jambage correspondrait à l'avant-bras et le petit à la main (voy. fig. 23).

Dans l'extension. — Quand la même attitude est obtenue dans le sens opposé (voy. fig. 24).

Les *mouvements en dedans et en dehors* sont plus limités que les précédents et sont loin d'atteindre l'angle droit. Portés à leur maximum ils donnent chacun une figure semblable à un accent circonflexe placé de champ >, dont l'avant-bras constituerait une branche et la main l'autre (voy. fig. 25, 26).

En outre de ces quatre mouvements auxquels il faut ajouter celui de rotation (aile de moulin), le poignet peut encore exécuter des mouvements dits de supination et de pronation.

L'attitude la supination est celle de la main

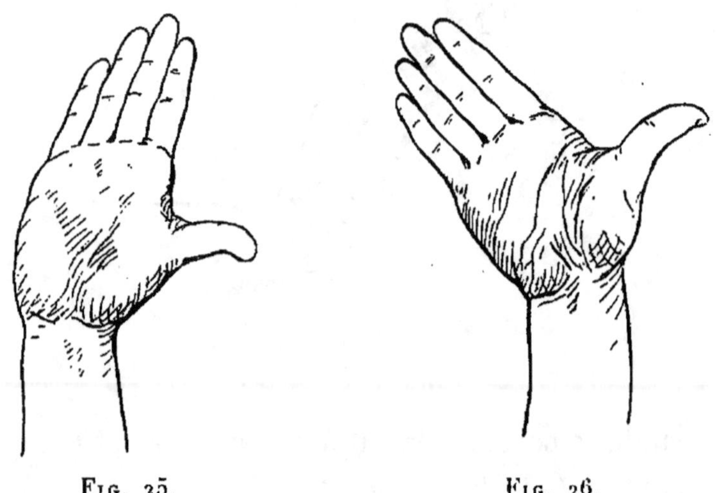

Fig. 25.   Fig. 26.

tendue pour demander l'aumône (la paume de la main regardant en haut).

L'attitude de la pronation est inverse (la paume de la main retournée vers le sol).

La combinaison de ces deux mouvements est obtenue par exemple dans le geste fait pour faire tourner une clé dans sa serrure (le masseur devra ne pas oublier de les reproduire dans ses manipulations).

TECHNIQUE

Position du malade. — *Le malade, à l'encontre de la règle jusqu'ici établie, est assis au près du lit, le poignet reposant sur le lit, maintenu élevé haut par un coussin carré et épais.*

Premier temps.

Le plus souvent, à la suite de lésions dans l'articulation du poignet, les doigts s'enraidissent et il est indispensable de les faire participer à toute la série des manipulatious.

Dans les cas simples on pourra se contenter de pratiquer sur les doigts un effleurage et quelques pressions.

L'effleurage et les pressions méthodiques appliqués au poignet doivent s'étendre jusqu'à la région moyenne de l'avant-bras et n'être jamais pratiqués qu'avec le plat des pouces, de façon à bien pénétrer dans les interstices tendineux.

Ils doivent être faits sur les quatre côtés de la région.

Le malade aura donc à modifier sur le coussin la position de son poignet de façon à présenter successivement au masseur les régions antérieure, postérieure, interne et externe.

Cette phase du massage est des plus importantes et doit durer dix minutes au moins.

Deuxième temps : Mouvements passifs.

D'une main le masseur saisit et fixe contre le coussin (au delà duquel la main doit déborder tout entière) l'extrémité inférieure de l'avant-bras.

De sa main libre il saisit par le plat la main du malade et alors, lentement et en déployant parfois une certaine force, il fait exécuter les différents mouvements du poignet, en les portant le plus près possible de leur maximum.

Ainsi il met la main : en flexion.

en extension.

Il la porte en dedans, en dehors, lui fait décrire le mouvement de moulin à vent, et le geste consistant à ouvrir ou fermer une serrure.

Chacun de ces mouvements sera répété une dizaine de fois.

Troisième temps : Mouvements actifs contrariés.

Les mêmes mouvements que ci-dessus, lesquels le masseur s'efforce d'empêcher, le malade faisant tous ses efforts pour les exécuter. Les répéter un même nombre de fois qu'au deuxième temps.

Terminer par une douche locale en jet *brisé*.

Si la région n'est pas restée douloureuse, engager le malade à faire une série de mouvements actifs.

COUDE

L'articulation du coude est le type le plus parfait des articulations en charnière ; sa flexion maximum peut être portée jusqu'à mettre l'avant-bras en contact avec le bras.

Le maximum d'extension est atteint quand le bras et l'avant-bras sont en ligne droite.

TECHNIQUE

Premier temps.

L'effleurage et les **pressions méthodiques** doivent être pratiqués :

1° Sur la région antérieure.
2° Sur la région postérieure.

1° Région antérieure.

Position du malade. — *Le malade est couché sur le lit ; le bras qui doit subir les manipulations est nu jusqu'à l'épaule et repose sur un coussin plat et long, lequel dépasse légèrement les bords du lit.*

Les manipulations s'étendent de la partie moyenne de l'avant-bras à la naissance de l'épaule, doivent être faites avec le plat des pouces et en évitant d'exercer des pressions fortes :

1° Au niveau du *milieu* du pli du coude.

2° Sur la partie interne du bras.

Le pétrissage à pleine main doit être pratiqué au-dessous de la ligne du pli du coude sur les masses musculaires latérales et au-dessus de cette même ligne sur le muscle biceps.

Durée : trois ou quatre minutes.

2° Région postérieure.

Position du malade. — *Le malade, couché sur le ventre, présente au masseur la face postérieure du bras maintenu étendu le plus possible sur le coussin.*

Cette région est au point de vue du massage l'analogue de la région antérieure du genou. C'est

sur elle aussi que les manipulations doivent être
le plus longuement pratiquées ; car c'est par là
que l'on peut agir le plus efficacement sur les
épanchements intra-articulaires. Comme à la face
antérieure du genou où nous avons rencontré la
rotule, la partie moyenne de la région est occupée

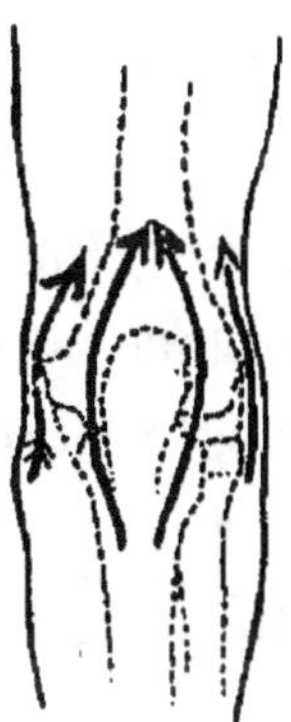

FIG. 27.

par une saillie osseuse (l'olécrâne ou pointe du
coude) autour de laquelle les pouces du masseur
devront exercer des pressions profondes. Ainsi les
pouces posés à plat au-dessous de l'olécrâne, au
niveau de la crête osseuse qui fait saillie à la face
postérieure de l'avant-bras, remonteront à droite
et à gauche pour aller se rejoindre au-dessus de
la pointe du coude, et les pressions atteindront
jusqu'à la partie moyenne de la face postérieure

du bras (voir fig. 27). Les flèches indiquent les sens et l'étendue des pressions.

Les masses musculaires placées au-dessus du coude à la fosse postérieure du bras tendant, dans la plupart des affections articulaires, à s'atrophier, le masseur doit apporter tous ses soins à éviter cette complication. Ces muscles seront dans ce but pétris à pleine main et vigoureusement hachés.

Deuxième temps : Mouvements passifs.

Le malade se replace sur le dos, dans la position qu'il avait prise au commencement du premier temps.

Le masseur applique. une de ses mains sur le bras du malade le plus près possible du pli du coude, pour mieux fixer contre le coussin ce segment du membre.

De l'autre main il saisit l'avant-bras au *niveau du poignet*. Il commence alors à s'efforcer d'amener successivement et lentement le membre en état de flexion d'abord, d'extension ensuite, en donnant à ces mouvements la plus grande étendue possible et en les maintenant quelques instants dans leur attitude maximum.

Chacun de ces mouvements sera répété une dizaine de fois.

Troisième temps : Mouvements actifs contrariés.

Le malade ainsi que le masseur conservent la position prise pour le temps précédent.

Le malade fait effort pour fléchir d'abord, et étendre ensuite, l'avant-bras sur le bras, tandis que le masseur s'oppose par la force à l'accomplissement de ces mouvements (fig. 9).

Même durée que le deuxième temps.

Terminer par :

Une douche locale (en jet plein) d'une durée de cinq minutes et la pratique d'une série de mouvements actifs.

Enfin pratiquer dans le courant de la journée en une ou plusieurs reprises, chacun des exercices de mobilisation à l'aide de la chaise orthopédique (voy. page 55).

ÉPAULE

L'articulation de l'épaule est constituée par l'huméros (os du bras) dont l'extrémité supérieure renflée en « pomme de canne » est reçue dans une cavité creusée sur l'os de l'épaule (omoplate) (fig. 28).

Mais l'omoplate (O) appliquée contre la face postérieure du thorax (T) est lui-même mobile sur son plan d'appui costal :

D'où il suit qu'afin que tous les mouvements

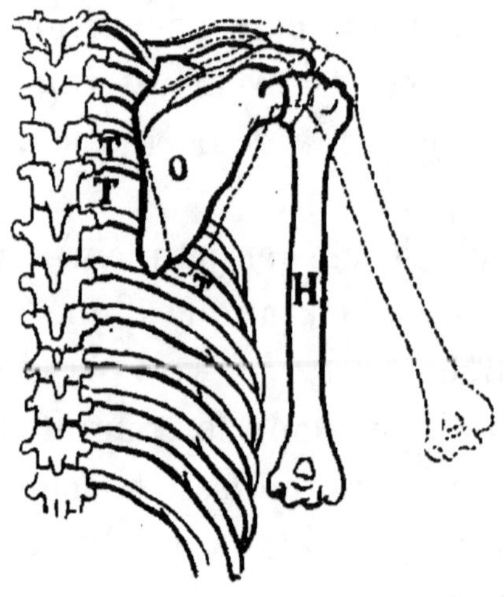

Fig. 28,

du bras aient pour centre l'articulation de l'épaule, il est indispensable que l'omoplate soit maintenu dans la position fixe de la figure ci-dessus. C'est à quoi le masseur doit veiller dans le cours de ses manipulations.

En raison de son mode d'articulation le bras pourra se mouvoir sur l'épaule dans tous les sens.

On pourra obtenir ainsi :

1° L'abaissement du bras qui aura pour limite l'adossement du bras contre le thorax (position du soldat sans arme au commandement de : Fixe).

2° L'élévation quand l'omoplate est solidement fixé et ne participe point par conséquent au mouvement d'élévation du bras. Le maximum d'élévation est acquis dans l'attitude dite « des bras en croix ».

3° Un mouvement du bras en avant. Obtenu dans l'attitude des bras croisés sur la poitrine.

4° Un mouvement du bras en arrière : dont le maximum est obtenu dans le geste qui consisterait à essayer de mettre les coudes en contact en les reportant en arrière du dos.

5° Par la combinaison de ces quatre attitudes successivement prises, on arrive à faire décrire au bras le mouvement dit « d'aile de moulin à vent ».

TECHNIQUE

Position du malade. — *Le malade est couche sur le lit. L'épaule est maintenue soulevée par un coussin carré et dépasse un peu le bord du lit.*

Premier temps : Effleurage et pressions.

Les manipulations s'étendent de la région moyenne du bras à la base du cou en contournant l'épaule en avant, en arrière et en dehors. En raison de l'épaisseur des couches musculaires de la région, elles seront pratiquées à l'aide du talon de la main et devront être suivies de pétrissage et de hachures.

Pour qu'elles soient efficaces, elles doivent agir sur des muscles en état de relâchement. Ce relâchement sera obtenu par l'attitude du bras (bras écarté du tronc le plus possible jusqu'à l'horizontale si l'état de l'articulation le permet).

Deuxième temps : Mouvements passifs.

Le malade garde la même position.

De tous les mouvements à provoquer, celui de l'élévation du bras est le plus utile à obtenir (car il est celui qui agit le plus efficacement sur l'articulation et celui qui servira le plus au malade quand il lui sera devenu possible).

Mais il ne saurait être, avons-nous dit, réellement rapportable à l'articulation de l'épaule que si l'omoplate n'y participe pas.

Pour obtenir ce résultat voici le moyen à employer :

Le masseur assis sur un tabouret, à hauteur du lit (fig. 29), engage son genou dans le creux de l'aisselle du malade et le plus loin possible, tandis que d'une main il coiffe pour ainsi dire l'épaule qu'il maintient fortement comprimée contre son genou.

De l'autre main il saisit le bras du malade à la

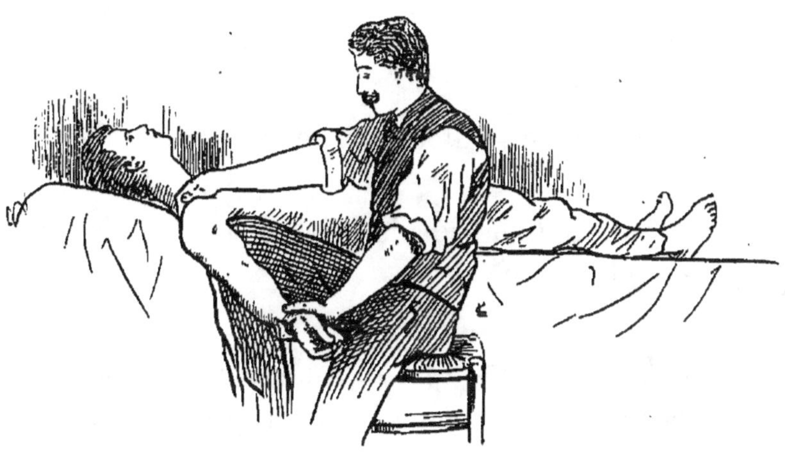

FIG. 29.

hauteur du poignet et lentement, sans à-coups, mais en déployant toutefois une certaine force, de façon à produire dans certains cas des craquements articulaires, il repousse le bras en dehors de manière à l'éloigner de plus en plus du corps et le reporter le plus près possible de l'horizontale (attitude maximum).

Le masseur devra utiliser cette même attitude pour exécuter la série des autres mouvements.

Troisième temps : Mouvements actifs.

Ce temps comporte la même attitude pour le malade et pour le masseur, et l'exécution des mêmes mouvements, que le masseur contrariera par ses efforts.

Terminer par :

1° Un nouvel effleurage général de la région ;

2° Une douche locale à jet plein (de cinq minutes de durée) ;

3° L'invitation faite au malade de ne pas quitter la salle de massage sans avoir pratiqué pendant un quart d'heure au moins, et une demi-heure au plus, une série de mouvements actifs qui seront exécutés sans aucun secours de la part du masseur et seront les mêmes que les mouvements du deuxième et du troisième temps.

4° Enfin pratiquer dans le courant de la journée une série d'exercices d'automobilisation articulaire à l'aide de la chaise orthopédique (v. page 51).

CHAPITRE II

DU MASSAGE APPLIQUÉ
AUX DÉVIATIONS DE LA COLONNE VERTÉBRALE
OU RACHIS

Les déviations de la colonne vertébrale constituent une affection très fréquente dans le cours de la période de croissance. Ce que le masseur ne doit pas ignorer, c'est qu'il existe des déviations qui ne sont que la conséquence inévitable, qu'une sorte de mode de guérison, de maladies spéciales à la colonne vertébrale (mal de Pott, fractures du rachis, etc.) sur lesquelles on ne saurait tenter sans danger les plus légères manœuvres de redressement. Il importe donc avant tout que le médecin ait vu le malade et ait autorisé le massage. Ces sortes de déviations à part, le masseur aura pour les autres toute liberté d'action et n'aura pas à craindre de ne pas limiter ses efforts.

La colonne vertébrale ou rachis pourrait être grossièrement comparée à une haute colonne qu'on édifierait en superposant une série de disques épais. En anatomie ces disques deviennent les vertèbres, petits os cubiques épais de $0^m,02$ à $0^m,05$ suivant la région, creusés à leur centre d'un trou qui livre passage à la moelle, et empilés les uns au-dessus des autres depuis le bassin jusqu'au crâne, lequel prend appui dessus et en constitue le couronnement. Ces disques osseux arrivent à constituer une tige à peu près rigide, grâce aux solides moyens d'union qui les rattachent les uns aux autres. Mais ces moyens d'articulation des vertèbres entre elles ne laissent pas de recevoir un solide appoint de la disposition autour de la tige osseuse de masses musculaires qui s'attachent d'un bout à l'autre du rachis et qui, placées en avant, en arrière et sur les côtés de la colonne osseuse, aident par leur état d'équilibre de tension à en maintenir la rectitude. C'est en outre à l'action isolée de ces masses musculaires que le rachis doit de pouvoir prendre les attitudes diverses de flexion en avant, en arrière et sur les côtés. Dans le mouvement qui consiste par exemple à se ployer, étant debout, pour ramasser un objet posé à terre, les muscles placés sur la face antérieure de la colonne vertébrale se contractent seuls, tandis que leurs antagonistes de la face postérieure se relâchent. Dans le mouvement contraire qui consiste à se redresser alors qu'on est dans l'attitude de flexion en avant, ce sont les muscles postérieurs (extenseurs) qui seuls se contractent. Ces diverses masses musculaires sont en outre disposées par paire aussi bien en avant qu'en arrière du rachis. C'est-à-dire qu'il y a en arrière, par exemple, une masse musculaire placée à droite et l'autre à gauche de la ligne vertébrale constituée par la saillie postérieure médiane de chacune des vertèbres (ligne des apophyses épineuses très accessibles au doigt chez les personnes maigres) ; en avant il existe une disposition analogue. On comprend dès lors comment doit se produire le mouvement de flexion sur le côté. Il suffit, pour que le tronc s'infléchisse à droite, par exemple, que les masses musculaires placées à gauche de la colonne vertébrale, en arrière et en avant, se mettent en état de relâchement, pendant que se contractent celles de droite et inversement pour le mouvement de flexion à gauche.

Ces simples données, quelque incorrectes qu'elles soient au point de vue anatomique, auront pour résultat de mettre le masseur à même de

Brousses. Massage, 2° éd.

7

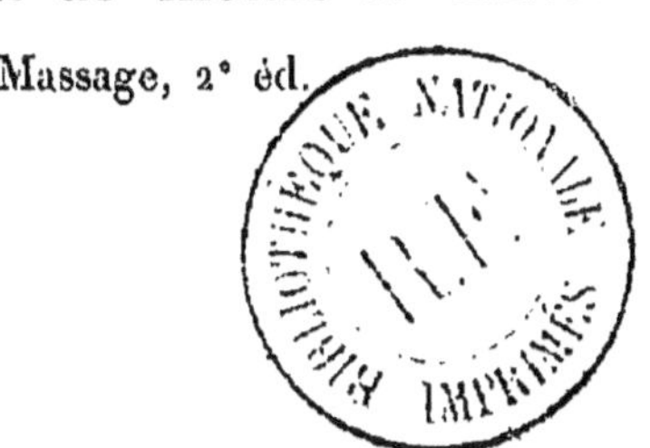

comprendre le pourquoi du mode d'intervention qu'il aura à appliquer.

Le plus souvent en effet, dans les cas qui relèvent du traitement par le massage, les déviations du rachis sont dues à des défauts de synergie dans l'état de tension des différents muscles sus-indiqués et chargés de régler les mouvements du rachis :

On distingue trois variétés principales de déviation du rachis.

1° La ciphose.

La colonne vertébrale, au lieu de garder ses courbures normales, est incurvée en avant en arc de cercle de façon que le malade, vu de dos, présente à une certaine hauteur de son rachis, habituellement à hauteur de la région dorsale (au niveau des omoplates), une saillie arrondie formée par une série d'apophyses épineuses vertébrales plus proéminentes en arrière et donnant au malade un dos rond ou voûté. Cette mauvaise conformation est dénommée ciphose. Quand elle est d'ordre musculaire, elle tient le plus souvent à un affaiblissement de tous les muscles extenseurs, c'est-à-dire des masses musculaires implantées à droite et à gauche des saillies de la colonne vertébrale en arrière, et aux larges nappes musculaires qui les recouvrent et sont placées plus su-

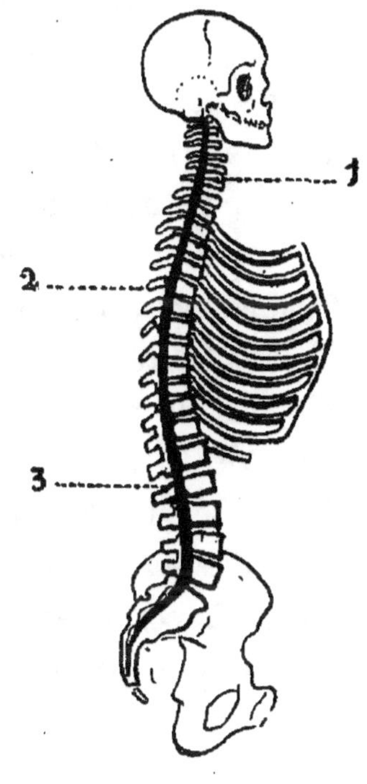

FIG. 3o.

perficiellement sur la peau (muscles trapèze, grand dorsal, etc.).

2° La lordose.

La colonne vertébrale n'est pas une tige droite. Elle possède des courbures physiologiques qui ont pour effet de lui donner une plus grande force de résistance. C'est ainsi que, dans la région du cou, on rencontre une première courbure constituant un arc ouvert en arrière (fig. 3o-1); dans la région du dos une deuxième courbure formant un arc ouvert en avant (fig. 3o-2).

Dans quelques cas pathologiques la troisième courbure, celle qui correspond aux lombes (fig. 3o-3), s'incurve plus fortement au point de transformer la courbure normale en véritable déformation. On dit de cette catégorie de malades qu'ils sont atteints d'*ensellure*, de *lordose*. Le ventre est rejeté en avant, les fesses fortement reportées en arrière. La déviation peut être acquise et résulte des attitudes propres à certaines professions. On les rencontre chez les blanchisseuses dont le rachis a cédé sous le poids des énormes paquets de linge portés sur la tête, chez les colporteurs, les marchandes ambulantes qui portent constamment un éventaire et rejettent leur colonne vertébrale en arrière pour réagir contre le poids de leur fardeau, chez les personnes obèses, les femmes enceintes ou affectées de tumeur abdominale et obligées de ramener le tronc en arrière pour conserver l'équilibre.

Quand la lordose n'est pas une courbure dite de compensation amenée par les attitudes permanentes d'ordre professionnel (comme dans les exemples cités) ou pathologique comme dans le cas d'ancienne coxalgie ou de luxation congénitale de la hanche, qui, portant en avant le segment inférieur du corps, rejettent le thorax en arrière, elle est rapportable à des lésions d'ordre musculaire, et c'est sur celles-là seulement que le massage peut agir avec succès. Elle est due dans ce cas : tantôt à la paralysie des muscles fléchisseurs du rachis, la contraction des muscles extenseurs agissant seule relève le bassin en arrière et renverse dans le même sens les premières vertèbres lombaires, d'où résulte une ensellure lordosique ; tantôt à la paralysie des muscles extenseurs eux-mêmes : le malade sollicité à tomber en avant fait un effort pour reporter les épaules et la tête en arrière. Chez les enfants cet état peut être le résultat d'une paralysie dite infantile.

D'autres fois, chez les adultes le plus souvent, c'est une contracture rhumatismale des muscles des lombes (masse des extenseurs de la colonne vertébrale à la hauteur des reins) qui détermine l'attitude d'ensellure. Dans la lordose paralytique l'excavation des reins disparaît quand le malade est couché à plat sur le dos ; elle subsiste au contraire dans le cas de contracture.

3° La scoliose.

On désigne sous cette dénomination une incurvation *latérale* de la totalité ou d'un segment de la colonne vertébrale, la lordose et la ciphose étant au contraire des déviations qui se font dans le sens antéro-postérieur. La scoliose est dite à

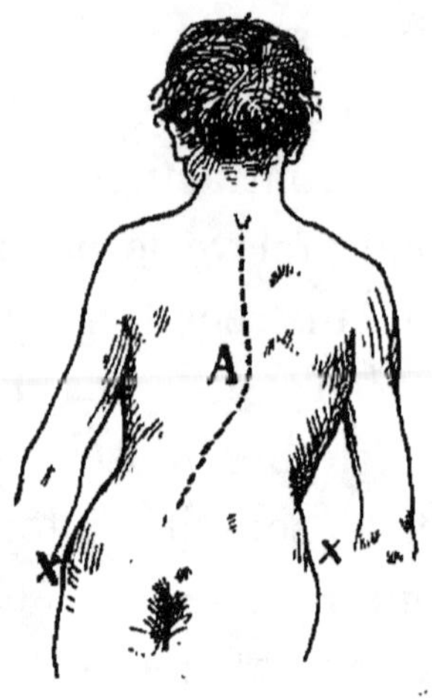

Fig. 31.

convexité droite (fig. 31) quand la convexité de la ligne de déviation (A. fig. 17) est tournée vers l'épaule droite. Elle est dite à convexité gauche dans le cas contraire. Elle peut ne porter que sur un segment de la colonne vertébrale; elle est alors dite cervicale, dorsale, lombaire, selon que c'est au niveau du cou, du dos ou des lombes qu'existe la déviation. Elle est la plus fréquente des déviations du rachis et de toutes ses variétés, c'est la scoliose dorsale que l'on rencontre presque toujours. Ses causes de production sont des plus variées et des plus complexes. Le masseur n'aura rien à entreprendre contre toute une classe de cette affection. Les scolioses d'ordre statique, par exemple, qui sont compensatrices d'une inégalité des membres inférieurs (boiterie), celles qui compliquent les maladies de la moelle, celles qui sont l'aboutissant d'une ancienne affection tuberculeuse des vertèbres seraient les unes inutilement, les autres dangereusement traitées par le massage.

Celles qui fourniront le lot le plus important relevant de la massothérapie sont :

1° Les scolioses dites des adolescents ;

2° Les scolioses survenues consécutivement à une pleurésie qui aura eu pour effet d'amener la rétraction de l'une des cavités pleurales, le rapprochement des côtes correspondantes et par suite une incurvation latérale de la colonne, incurvation à concavité tournée du côté du thorax où a évolué l'affection pleurale ;

3° Les scolioses de cause musculaire et qui sont

la conséquence du raccourcissement *unilatéral* des muscles de la région vertébrale atteints de spasme, de paralysie, d'atrophie (comme dans les cas de rhumatismes chroniques, de contractures hystériques, etc.).

La scoliose des adolescents est de toutes les variétés de scoliose la plus fréquente et fort heureusement aussi celle contre laquelle la massothérapie aura l'action la plus efficace. Pour la traiter intelligemment, le masseur doit posséder quelques données sur son mode de formation.

Il y a pour expliquer la genèse de ces déviations :

1° Des causes prédisposantes.
2° Des causes efficientes.

Parmi les premières il faut compter la faiblesse générale de la constitution, l'anémie, la croissance exagérée ou irrégulière, surtout la croissance brusque, la faiblesse ligamenteuse et musculaire. Chez les jeunes filles, il faut y ajouter la chlorose, les troubles menstruels, l'absence d'exercices physiques.

Ce court autant qu'aride exposé des causes prédisposantes les plus communes suffit à démontrer quel heureux profit on peut déjà tirer du massage général (voy. page 234) qui aura pour effet d'activer la nutrition, de fortifier le système musculaire, etc.

Parmi les causes efficientes, il faut citer en première ligne les mauvaises attitudes prises pendant la station assise pour le piano, l'écriture, le dessin, les travaux à l'aiguille, etc.

Ainsi donc, sous l'influence de ces diverses causes parfois combinées, la colonne vertébrale est livrée à l'action de la pesanteur. Il se produit à un certain moment une surcharge inégale des différents segments du rachis d'autant plus efficaces que la colonne vertébrale est en voie de développement et privée de ses tuteurs naturels les muscles et les ligaments. Des attitudes vicieuses se montrent au début suivies bientôt de troubles dans l'ossification consistant dans l'arrêt de développement dans la moitié du rachis correspondant à la concavité, et dans une suractivité nutritive dans la moitié correspondant à la convexité. On comprend donc combien il importe d'intervenir tôt. Il faut, pour qu'on puisse compter sur un succès par la massothérapie, que la déviation ne soit *qu'en voie de formation :* ce qui sera reconnaissable à ce fait que par des tractions bien appliquées on peut momentanément amener le *redres-*

sement absolu de la colonne vertébrale. Un bon moyen pour le masseur de se rendre un compte exact de la quantité de déviation de la colonne sera le suivant : l'index droit parcourra de haut en bas la ligne des apophyses épineuses des vertèbres (ligne A, fig. 31) en reconnaissant successivement à la saillie osseuse nettement sentie sous le doigt la proéminence de la vertèbre. De la main droite armée d'un crayon d'aniline ou même d'un bout d'allumette de bois, imprégnée d'encre, il marquera un point sur la saillie médiane, postérieure de chaque vertèbre, il aura ainsi tracé par la juxtaposition de ces points une ligne plus ou moins courbe qui lui indiquera nettement la *variété* et la *quantité* de la lésion, en même temps qu'elle lui donnera la mesure des efforts qu'il aura à faire pour obtenir le redressement et du degré d'amélioration qu'il sera en droit d'escompter et de demander aux manœuvres de massothérapie.

TECHNIQUE

La technique du massage appliqué aux malformations du rachis devra se résumer dans deux modes d'intervention, dont l'un, le premier, qui sera commun à toutes les variétés et sera le massage appliqué au *système musculaire* de la région, l'autre qui variera d'après la variété de la malformation et consistera dans des mouvements passifs ayant tous pour but d'amener le redressement de la colonne vertébrale, et dans des mouvements actifs contrariés devant avoir pour effet de provoquer de la part du malade la contraction volontaire des muscles qui, par leur affaiblissement, ont permis à leurs antagonistes de constituer la déviation.

PREMIÈRE PARTIE

La première partie comprendra donc un massage régulier de tout le dos du malade,

POSITION DU MALADE. — *Couché horizontalement sur le ventre, les bras écartés du corps et même élevés au-dessus des épaules.*

POSITION DU MASSEUR. — Assis ou debout au côté du lit, à droite du malade. Les manipulations seront pratiquées : en hauteur, de la racine du cou à la naissances des fesses; en largeur, d'une épaule à l'autre.

1° Effleurages rapides (2 à 3 minutes).

2° Pressions méthodiques d'abord avec le talon

de la main, puis à poings fermés (en peigne). Le masseur peut s'aider de ses deux poings qu'il dispose à la naissance des fesses, l'un à droite, l'autre à gauche de la saillie des dernières vertèbres lombaires. Partant de là et développant le plus de force possible, il remonte lentement tout le long de la colonne sans s'en éloigner d'abord, et jusqu'à la racine du cou. Ces mêmes sortes de pressions sont ensuite exercées plus latéralement de façon à remonter sur le trajet d'une ligne droite qui passerait par le milieu de l'omoplate, de telle sorte que tous les muscles du dos aient eu leur part des manipulations, sans oublier que c'est surtout sur les masses musculaires disposées tout le long de la saillie des apophyses épineuses qu'on doit le plus insister.

Ne pas craindre de prolonger ce temps. Huit ou dix minutes devront toujours lui être consacrées.

3° Pétrissage et hachage de ces mêmes masses musculaires qui viennent de subir les pressions méthodiques, et en opérant dans le même ordre que pour les pressions méthodiques.

Durée 3 à 4 minutes.

DEUXIÈME PARTIE

Mouvements passifs et actifs contrariés appliqués :

A. — A la ciphose.

Malade d'abord couché horizontalement sur le ventre.

Mouvements passifs. — Le masseur appuie le plat de la main sur la moitié de la colonne vertébrale, siège de la ciphose, et par une série de pressions faites sans brusquerie, il essaie d'en déterminer l'affaissement. Il maintient par application de la main, pendant 3 ou 4 minutes, le maximum de réduction qu'il aura pu obtenir.

Mouvements actifs contrariés. — 1° Le malade reste dans l'attitude précédente. Le masseur penché au-dessus du lit saisira les bras du malade à hauteur des coudes, tandis que celui-ci s'efforcera de les rapprocher du tronc. Cet effort musculaire a souvent pour effet de redresser la déviation quand elle siège à hauteur de la région cervicale ou dorsale supérieure.

Durée de ce temps (2 à 3 minutes).

2° Le deuxième temps que nous allons décrire variera suivant qu'on aura à traiter une ciphose de la région cervicale (saillie au niveau du cou) ou de la région dorsale (saillie au niveau du dos, à la hauteur des omoplates).

La position du malade sera dans les deux cas modifiée. Le malade sera *assis* sur son lit.

Ciphose cervicale.

a. Le malade s'efforce d'incliner une série de fois la tête le plus fortement possible en arrière, tandis que le masseur, à l'aide de sa main appliquée à la nuque du malade, essaie de s'opposer à cet effort. (Pratiquer ce mouvement dix à quinze fois.)

b. Le masseur tient les mains appliquées de chaque côté de la tête du sujet et s'efforce de maintenir la tête fixe, tandis que le malade fait effort pour imprimer à sa tête un mouvement circulaire en insistant sur *l'inclinaison en arrière*. (Répétez ce mouvement dix à quinze fois aussi.)

c. Le malade fixant le tronc en état de flexion en avant, tentera de se redresser, tandis que le masseur essaiera par le plat de sa main placée à la nuque du malade de s'opposer à ce redressement. (Même durée que le temps précédent.)

Ciphose dorsale.

a. Le sujet s'assied, le tronc très penché en avant, et il se redresse lentement contre la résistance que lui oppose le masseur dont les mains restent appliquées sur les épaules du malade. (Exécuter ce mouvement dix à quinze fois.)

b. L'exercice suivant un peu plus pénible a pour effet d'agir sur la partie dorsale des muscles placés le long de la colonne vertébrale (muscles sacro-spinaux).

Le sujet *debout*, les bras étendus en croix, s'accroche solidement de ses mains à des points fixes (meubles, montants de porte, anneaux disposés dans ce but). Il tient les jambes fermes et résiste à une pression qui est exercée en arrière, au niveau des épaules, par le masseur. C'est la reproduction par le malade du mouvement qui consiste, selon l'expression vulgaire, à *se mettre en travers d'une porte* pour s'opposer au passage de qui voudrait en franchir l'issue. (Reproduire ce mouvement dix à quinze fois.)

B. — A la lordose.

Le siège de la déviation est, rappelons-le, à la région lombaire. Le massage doit consister en tant que deuxième partie en des exercices agissant *en sens inverse* de ceux que nous avons décrits pour la ciphose. Ces mouvements doivent avoir pour but de fléchir le tronc et d'effacer l'inclinaison du bassin.

a. Le malade couché bien horizontalement sur le dos, les bras étendus et appliqués contre le corps, fait effort pour redresser le tronc sans secousses, et sans bouger les jambes, et arriver ainsi à s'asseoir sur le lit. *Dans les commencements* le masseur aidera ce mouvement en appuyant sur les jambes pour les fixer et augmenter ainsi le point d'appui. (Pratiquer cet exercice quinze à vingt fois de suite.)

b. Le sujet toujours couché sur le dos, mais les cuisses et les jambes pendantes au delà de la partie inférieure du lit, résiste au masseur qui relève les membres inférieurs l'un après l'autre jusqu'à angle droit et même au delà (attitude qui est à peu près représentée dans la figure 43). Répéter cet exercice dix à quinze fois.

c. Le malade *debout* penche la partie supérieure du corps en avant, les bras étendus, et s'efforce de toucher le sol avec les mains sans fléchir les genoux et à l'aide de petits efforts successifs. Le malade se redresse ensuite lentement et reproduit cet exercice dix à quinze fois encore.

d. Le malade toujours debout, les bras étendus horizontalement en avant, lève successivement chaque pied à hauteur de la main et recommence huit ou dix fois cet exercice avec chaque jambe.

C. — A la scoliose.

Le siège de la scoliose est le plus souvent à la région dorsale supérieure ou moyenne.

Les mouvements passifs et actifs contrariés devront avoir pour but :

1° De redresser la colonne vertébrale ;

2° De faire agir les muscles de la *convexité* de la courbure.

Lorsqu'on intervient assez tôt on peut compter ne pas trouver de corde musculaire faisant obstacle au redressement absolu, comme on le voit se produire par exemple sur le muscle sterno-mastoïdien dans le cas de torticolis (voy. fig. 41 et 42).

Mouvements passifs.

Le malade est *assis* sur le lit de massage.

a. Le masseur placé du côté qui correspond *à la concavité* de la colonne vertébrale, saisit et fixe de sa main gauche l'épaule qui correspond à ce même côté, tandis que de l'autre main appliquée à plat sur le dos du malade du côté *de la convexite* et sur le point le plus saillant il exerce sans brusquerie une série de pressions de plus en plus fortes dans le but d'amener l'aplatissement de la région envoûtée et par suite le redressement du rachis. Le masseur ne doit pas craindre de développer de grands efforts musculaires. Le redressement a été déclaré possible par le médecin, donc il peut et doit être atteint par ces premières manipulations.

Pratiquer cet exercice pendant dix à quinze minutes.

Mouvements actifs contrariés.

Supposons une courbure scoliotique à convexité tournée à droite (voy. fig. 31).

Position du malade. — *Assis sur le bord du lit, les pieds reposant sur le sol, les hanches maintenues fixes par un aide. Le bras droit est élevé et étendu, la paume de la main dirigée en dedans ; le gauche est moins élevé et fléchi de manière que la paume de la main s'applique derrière la tête.*

Position du masseur. — Placé à gauche, applique sa main gauche au côté externe de l'avant-bras droit du malade et sa main droite sur le côté droit du thorax, à hauteur du summum de la courbure dorsale (A, fig. 31).

a. Le malade fait alors graduellement tous ses efforts pour redresser la courbure en contractant les fléchisseurs latéraux du côté droit, et en même temps, le masseur résiste de plus en plus à cette contraction avec sa main droite qu'il fait agir comme pour attirer le tronc vers lui. Ce mouvement est répété trois fois de suite avec un repos de cinq secondes et une profonde inspiration après chaque mouvement ; on donne ensuite au malade cinq minutes de liberté avant de passer à l'exercice suivant.

b. Le malade *debout* raidit le cou et l'épaule droite. Le masseur saisit le bras droit et fait exécuter un mouvement du haut du tronc ayant pour but de le porter légèrement en arrière et à droite, sans fléchir le tronc sur la hanche droite et sans baisser l'épaule.

Reproduire ce mouvement une dizaine de fois.

c. Le malade reprend la position qu'il avait en *a* (assis sur le bord du lit), le masseur fixe d'une main la hanche gauche de façon à empêcher le bassin de suivre le mouvement qui va se produire.

Le malade, redressant alors le haut du corps, abaisse un peu l'épaule droite et porte par un effort soutenu tout le thorax à gauche sans le faire pencher dans ce sens. Pendant ce temps le masseur fait effort pour empêcher le bassin de suivre ce mouvement et le pousse même en sens contraire de gauche à droite.

Avec un peu d'habitude cet exercice peut être pratiqué par le malade seul sans l'aide du masseur en portant simplement les hanches à droite pendant qu'il exécute les mouvements des parties supérieures.

Cet exercice sera pratiqué un nombre égal de fois au précédent ; dans les cas où la courbure scoliotique est à *convexité gauche* les attitudes et les mouvements se font en sens inverse de ceux que nous venons de décrire.

CHAPITRE III

MASSAGE APPLIQUÉ AU TRAITEMENT
DU PIED BOT

Le pied bot est une difformité consistant en une déviation permanente du pied qui pendant la marche appuie sur le sol par une autre partie que par toute l'étendue de la face plantaire.

Suivant la forme de la déviation, on a :

Le pied bot équin : le pied est en extension sur la jambe et ne repose sur le sol que par les orteils (c'est l'attitude des pieds des danseuses marchant sur leurs pointes) (fig. 32).

Le pied bot talus : le pied est en attitude absolument inverse de la précédente. C'est-à-dire qu'il est en flexion dorsale, ne reposant sur le sol que par le talon (attitude que l'on prend

lorsque pour éviter par exemple de salir les chaus-
sures sur un sol boueux on marche sur le talon

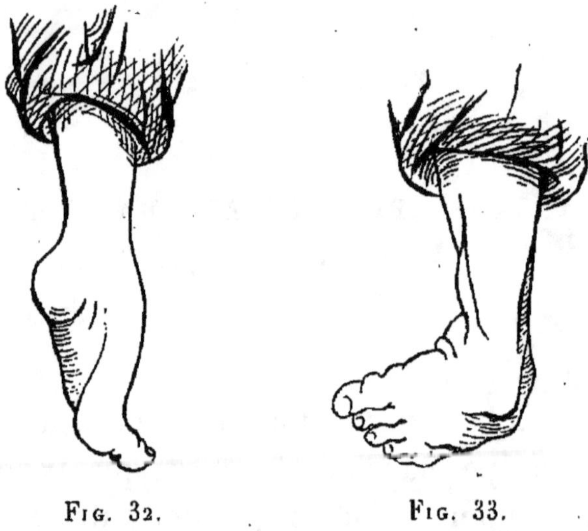

FIG. 32.   FIG. 33.

en maintenant relevée le plus haut possible la
pointe du pied.

Le pied bot varus : le pied est dévié en dedans,
le bord interne ne touche plus le sol sur lequel
le malade n'appuie que par le bord externe
(fig. 33).

Le pied bot valgus : le pied a une attitude inverse du pied varus : c'est-à-dire que le bord
externe est relevé plus ou moins au-dessus du sol

sur lequel le malade n'appuie que par le bord interne (fig. 34).

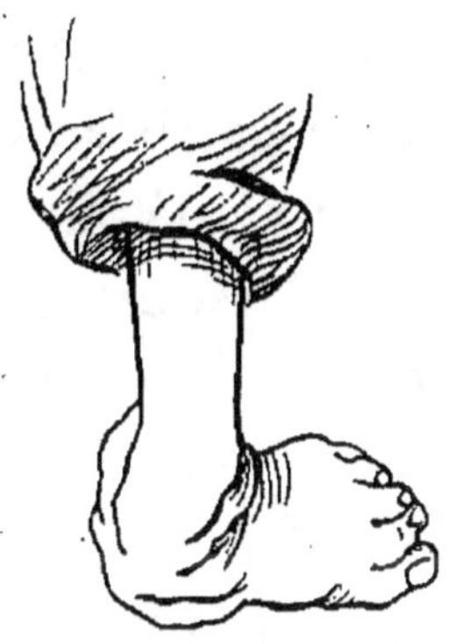

Fig. 34.

Le plus souvent ces quatre espèces de pied bot se combinent deux à deux. Par exemple : le pied équin est en même temps varus ou valgus ; de là les dénominations dans le premier cas de pied équin varus ou de pied varus équin, et dans le second les dénominations de pied équin valgus ou de pied valgus équin, suivant que c'est l'une ou l'autre de ces déviations qui prédomine.

Cette déformation est congénitale (l'enfant naît avec des pieds bots) où elle s'acquiert plus ou moins tard. On comprend dans ces derniers cas ceux où, par exemple, une large cicatrice de la peau à la suite d'une brûlure, une déformation par fracture du cou-de-pied vicieusement conso-

lidée, une luxation du pied mal réduite, des ar-
thrites agissant directement ou par la rétraction
consécutive des muscles contracturés pendant la
période inflammatoire, arrivent à donner au pied
une attitude vicieuse et définitive. D'autres fois,
et c'est le cas le plus fréquent, le pied bot n'est
que la conséquence d'une paralysie infantile,
de convulsions ou de contractures spasmodiques
survenant chez les enfants, etc.

On voit par cette multiplicité de causes dont
nous n'énumérons que les plus importantes,
qu'avant de rien tenter le masseur doit s'être ren-
seigné auprès du médecin pour savoir si le pied
bot pour lequel on réclame son intervention est de
ceux qui peuvent tirer bénéfice d'une action
massothérapique simple. En effet le massage le
plus scrupuleusement fait ne saurait permettre
d'avoir la prétention de redresser un pied maintenu en déviation par des tendons fortement rétractés, par des os déformés, par des cicatrices
profondément adhérentes, etc.

Très rares même seront les cas où le massage
seul pourra suffire comme moyen thérapeutique.
Le plus souvent l'intervention thérapeutique aura
dû être précédée d'une intervention chirurgicale
qui aura permis, à l'aide d'une opération san-

glante, le redressement immédiat du pied, et, dans ces cas, ce ne sera que lorsque le pied aura été débarrassé de l'appareil de contention placé tout aussitôt après l'opération que le massage pourra intervenir favorablement, en rendant aux articulations du pied la souplesse qui leur manquerait et aux muscles un réveil de contractions.

C'est surtout dans le pied bot congénital que le massage pourra compter non plus comme un simple moyen adjuvant, mais comme un moyen thérapeutique d'emblée.

Au point de vue de l'application de la massothérapie au traitement du pied bot, il y a lieu de se préoccuper tout d'abord de savoir si celui-ci est ou n'est pas *réductible*.

1º Le pied bot est réductible.

C'est-à-dire que le pied peut être ramené à une attitude normale après des efforts plus ou moins prolongés de simples manipulations.

A quelle époque doit-on commencer le massage ? Le plus tôt possible, c'est à dire qu'il ne faut pas attendre que l'enfant ait marché. La règle veut même que le médecin présent à l'accouchement et qui a constaté la déviation sur le nouveau-né ne sorte pas de la maison avant d'avoir commencé le traitement.

Il est aisé de justifier cette façon d'agir : chez les enfants, en effet, les articulations sont souples, les tendons et les ligaments cèdent, et l'on peut rapidement et toujours obtenir un redressement. De plus, en ne laissant pas le pied se développer dans sa position vicieuse primitive, on empêche les altérations et rétractions des muscles et des tendons de se produire ; on modifie favorablement la difformité destinée à s'aggraver en raison de la rapidité de la croissance et de l'augmentation de volume du squelette du pied en position vicieuse. Il est démontré que le pied s'accroît très rapidement dans les premiers mois de la vie et que c'est surtout à ce moment que l'on peut le plus efficacement s'opposer aux aggravations et, en corrigeant les difformités, rétablir la forme normale.

TECHNIQUE

Agir avec prudence, la peau mince et délicate de l'enfant ne comportant pas des pressions fortes et prolongées.

L'enfant est maintenu assis sur les genoux de sa garde.

Le masseur est aussi assis en face de lui.

Premier temps: **Effleurage et pressions méthodiques légères** sous forme de frictions douces, destinées à préparer le temps suivant (durée 2 à 3 minutes).

Deuxième temps. Le masseur saisit de sa main gauche et à pleine main l'extrémité inférieure de la jambe *le plus près possible* du talon, de façon à maintenir comme dans un étau l'articulation du cou-de-pied et d'éviter ainsi que cette articulation, qui n'est pour rien dans la lésion qu'on a à traiter, ne subisse le contre-coup fâcheux des manœuvres employées.

La main droite prend sinon à pleine main (le petit volume du segment à manipuler s'y opposant) tout au moins à pleins doigts (de façon à éviter de pincer en saisissant) le pied de l'enfant, en arrière des orteils, à peu près à mi-longueur du pied. C'est alors la main droite qui doit agir seule et par des mouvements *petits, secs, saccadés*, assouplir le pied, gagner du terrain, marcher vers le redressement et préparer ainsi le troisième temps (durée 5 à 10 minutes).

Troisième temps. C'est celui de la réduction et du redressement complet.

Même position qu'au temps précédent, pour la main gauche.

La main droite saisit le pied le plus commodément soit en dessous, soit en dessus, et alors lentement mais en déployant une certaine force, *doit arriver* à mettre le pied en bonne attitude, l'y maintenir pendant quelques instants et recommencer la même manœuvre de réduction cinq ou six fois. Parfois le redressement ne pourra être obtenu pendant les premières séances de massage ; il faut savoir attendre et se contenter d'un redressement graduel.

La séance de massage terminée, le pied ne doit pas être laissé libre de reprendre sa mauvaise attitude, sous peine de laisser se perdre tous les bénéfices de l'intervention, mais il doit être maintenu redressé au moyen d'appareils très simples indiqués par le médecin, tels que gouttières, bottes en feutre, en gutta-percha, en cuir, en fer-blanc qui devront être gardées nuit et jour.

Les séances doivent être fréquentes (quatre à

cinq par jour au début) jusqu'à obtention de la réductibilité complète. Il sera en outre nécessaire que le médecin surveille les résultats obtenus par le masseur et pratique lui-même tous les huit ou quinze jours un redressement *forcé* plus ou moins important suivant les cas.

II° Le pied-bot n'est pas réductible, solidement fixé qu'il est, dans son attitude vicieuse, par des cicatrices, des tendons rétractés ou des déformations osseuses.

Dans ce cas, la première intervention doit consister dans une opération sanglante. Le chirurgien pratiquera sur le malade anesthésié les sections cutanées, tendineuses ou les résections osseuses nécessaires pour pouvoir ramener le pied en bonne position. Le pied est tout aussitôt après l'opération maintenu en état de redressement par un appareil plâtré et ce n'est que lorsque l'opérateur aura jugé définitive la guérison de la plaie opératoire que la massothérapie pourra utilement intervenir.

Le rôle du masseur sera le suivant :

a. Masser l'articulation du cou-de-pied de façon à lui rendre les mouvements qu'elle aura en en partie perdus par suite d'une immobilisation prolongée sous l'appareil (reproduire en fait de technique celle indiquée pour l'articulation du cou-de-pied, page 62) et la pratiquer telle qu'elle est décrite, moins la série des mouvements actifs contrariés qui seront réservés pour la fin de la séance.

b. Pratiquer sur la face dorsale du pied plus accessible aux manipulations une série de pressions méthodiques centripètes (au moyen du plat des pouces en remontant de la racine des orteils jusqu'au cou-de-pied).

c. Masser les muscles de la jambe pour les entretenir dans un état de contractilité et de tonicité musculaire indispensable au maintien du pied en bon état de redressement. Pour ce faire, exercer du cou-de-pied jusqu'au genou et successivement sur la région antérieure, puis sur le côté externe, enfin sur la région postérieure de la jambe, toute la série de moyens de massothérapie appliquée aux muscles, c'est-à-dire :

1° Un effleurage d'une durée de 30 minutes ;

2° Des pressions avec le plat des pouces ;

3° Un temps de pétrissage ;

4° Une série de mouvements actifs contrariés, tels qu'ils sont indiqués (page 66).

Une séance de massage quotidienne d'une durée totale de vingt minutes suffira dans les cas habituels. Car il ne faut pas oublier qu'ici le massage n'est qu'un adjuvant à l'acte opératoire auquel seul est dévolu le soin du redressement.

CHAPITRE IV

MASSAGE APPLIQUÉ AUX FRACTURES

Le massage utilisé à titre de moyen thérapeutique dans le traitement des fractures peut et dans certains cas doit être commencé le plus hâtivement possible, quelques instants après l'accident, par exemple. Plus il est entrepris tôt, mieux on évite de voir survenir l'engorgement des tissus et les atrophies musculaires, qui sont la conséquence inévitable du traitement des fractures par l'immobilisation du membre dans un appareil. Mais le massage ainsi pratiqué est difficile et dangereux. S'il n'est pas habilement fait, il entraîne de la douleur, peut déterminer le déplacement des fragments et amener de graves complications inflammatoires. En dehors de quelques peu nombreuses variétés de fractures telles que celles de la rotule, de l'extrémité inférieure du péroné et de l'extrémité inférieure du radius, le massage ne peut être appliqué que par le médecin lui-même ou tout au moins sous sa surveillance immédiate et effective. Nous l'appellerons le massage précoce pour le distinguer du massage que nous qualifierons de *tardif*, celui-là seul qui est *toujours* à la portée du masseur.

I

DU MASSAGE PRÉCOCE APPLIQUÉ
A QUELQUES VARIÉTÉS DE FRACTURES SIMPLES

1° Massage dans les fractures de la rotule (v.

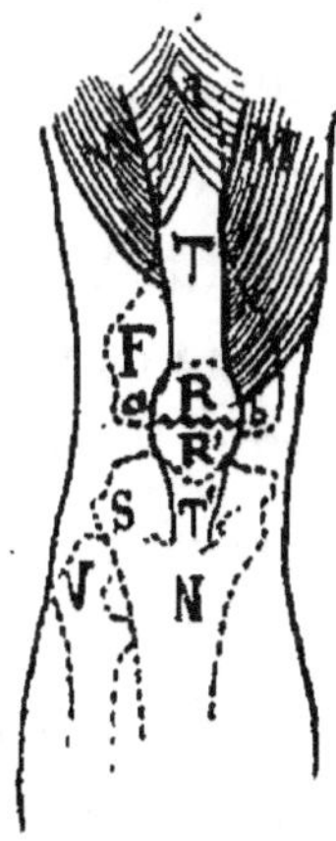

Fig. 35.

fig. 35). Le squelette du genou est constitué par l'extrémité inférieure du fémur (*F*), os de la cuisse articulé en charnière avec les extrémités supérieures du tibia (*s*) et du péroné (*v*) (os de la jambe). Au-devant d'eux et les recouvrant comme un couvercle de boîte se trouve la rotule (R), petit os ayant la forme d'un disque épais, la grandeur d'une pièce de cinq francs, facile à démiliter du doigt sous la peau qui seul le recouvre. Cet os est développé dans l'épaisseur même du tendon (T) du muscle *triceps fémoral*, muscle volumineux (M) qui à lui seul constitue la masse musculaire de la région antérieure de la cuisse, et s'insère par sa partie inférieure sur la face antérieure de l'extrémité supérieure du tibia (N). C'est lui qui préside au mouvement d'extension de la jambe sur la cuisse et qui agit seul, par exemple, dans l'acte qui consiste à lancer un coup de pied en avant. Lorsque la rotule se fracture soit par suite d'une contraction trop brusque et trop violente du muscle triceps, dont le tendon T se rompt, dans ce cas, déterminant du même coup une rupture transversale de la rotule, le plus souvent au niveau du tiers inférieur de cet os, suivant la ligne *ab* (fracture dite indirecte) ou que le même os se brise dans une chute sur le genou en état de flexion (fracture directe),

On observe des phénomènes :

1° *Immédiats*. — Qui consistent en un épanchement abondant de sang dans l'articulation du genou, qui *immédiatement* se distend et devient globuleux *(hémarthrose)*.

En un plus ou moins grand écartement des deux fragments de la rotule brisée (R et R'). Le fragment supérieur (R) remontant plus ou moins haut entraîné par le muscle M, tandis que le fragment (R') reste fixé à l'extrémité du tendon rompu T'.

2° *Consécutifs*. — Qui sont la conséquence inévitable d'une pareille lésion et consistent en :

a. Un certain degré d'arthrite (inflammation de l'articulation) provoqué par la présence du sang dans l'article, préparant pour plus tard de la raideur articulaire tout au moins.

b. Une atrophie rapide du muscle (M) par suite d'inaction, et même d'inflammation de ses fibres musculaires, aboutissant à une impotence très accentuée si on n'a pas soin de la prévenir par un traitement approprié.

Or, il est *maintenant* démontré que si les fractures de la rotule entraînent le plus souvent une impotence fonctionnelle du membre, cela est dû bien moins à l'absence de soudure des deux fragments osseux rotuliens qui restent quelquefois écartés l'un de l'autre de plusieurs centimètres (de 0,01 à 0,10), unis seulement par une interposition de tissu fibreux, qu'à l'atrophie hâtive du muscle (M). On comprend aisément que le tendon (TT') s'étant allongé de toute la distance qui sépare les deux fragments de la rotule, le muscle (M) pour agir efficacement par sa contraction sur l'extrémité du tibia doit se raccourcir beaucoup plus. Or, c'est la contraction qui raccourcit le muscle. Cette contraction n'est possible que si le muscle (M) ne s'atrophie pas, et c'est à cela surtout qu'il faut veiller.

Dans le traitement des fractures de la rotule, il n'y a pas trop à se préoccuper comme on le faisait jadis de maintenir *à tout prix* par l'immobilisation dans l'extension forcée et au moyen d'appareils les plus divers les deux fragments osseux en contact. Ce n'est pas à un degré plus ou moins parfait de coaptation que sera rapportable le plus ou moins heureux résultat définitif. On a reconnu maintenant qu'avec un écartement même considérable des fragments bien des malades ont pu recouvrer l'usage presque intégral de leur membre sous la condition que la musculature du muscle triceps (M) ait pu être maintenu en état de conservation parfaite, de telle sorte que, par des contractions vigoureuses, celui-ci puisse arriver, malgré la plus grande longueur acquise de son tendon inférieur (TT'), à se tendre pour ainsi dire en corde et à agir ainsi sur son point d'insertion inférieure, tibial (N).

De ces données découle la technique thérapeutique suivante :

1° Se préoccuper avant tout de faire disparaître par un massage scientifiquement fait l'épanchement sanguin intra-articulaire et par suite d'éviter les raideurs habituellement consécutives à cette sorte de lésion.

2° Empêcher que la présence d'un épanchement sanguin, qui se produit le plus habituellement à la suite de l'accident dans l'épaisseur du muscle triceps (M), n'entraîne bien plus encore que l'inaction forcée l'atrophie et partant l'impuissance définitive et irrémédiable. Que va devenir, en effet, ce sang épanché ou infiltré dans le muscle? S'il ne se coagule pas et s'il est ainsi rapidement résorbé, on comprend qu'il ne laisse que peu de trace. Par contre, s'il se coagule, non seulement il se résorbera plus lentement, mais pendant ce laps de temps, sa présence entretiendra un état d'irritation qui désorganisera la structure intime de la fibre musculaire et entraînera l'atrophie. En présence d'une telle éventualité, il y aura plutôt lieu de proscrire d'une façon relative les appareils immobilisants et de chercher avant toute chose à amener *le plus rapidement* possible la résorption des épanchements. Le massage seul peut efficacement aider à obtenir ce résultat et d'autant mieux qu'il sera appliqué plus tôt après le traumatisme (à partir du quatrième ou cinquième jour dans les cas ordinaires).

Son but sera double :

a. Conserver la souplesse de l'articulation et des gaines synoviales situées dans le voisinage de la fracture.

b. Débarrasser le muscle triceps (*m*) du sang qui l'infiltre et secondairement entretenir l'excitabilité de la fibre musculaire.

Le premier but (*a*) sera atteint par le mode de massage tel qu'il a été décrit plus loin (page 70, voir fig. 20). La seule modification à apporter à cette technique sera la suivante :

Éviter de pratiquer le deuxième temps (mouvements passifs) ainsi que le troisième temps (mouvements actifs contrariés) pendant la première quinzaine du traitement, et même ce temps écoulé, ne les commencer qu'avec circonspection, et en exécution de la prescription médicale *Nombre de séances à pratiquer*. Une seule séance par jour pendant la première huitaine du traitement. Double séance quotidienne à dater de cette époque.

Le deuxième but (*b*) nécessite un mode spécial de massage appliqué aux muscles triceps (*m*), qui pourra être commencé le lendemain même de l'accident et sera gradué de la façon suivante :

1° **Pendant les quatre premiers jours.** Effleurage et légères pressions méthodiques toujours pratiquées en remontant du genou vers la racine de la cuisse (durée huit à dix minutes. Une séance par jour).

2° **Du quatrième au treizième jour.** Ajouter aux manœuvres précédentes le pétrissage à pleines mains qui aura pour effet d'agir sur le muscle en l'exprimant, pour ainsi dire, comme une éponge et qui contribuera plus sûrement que les autres moyens à diffuser au loin l'épanchement sanguin interstitiel. Toute la masse musculaire de la région antérieure de la cuisse doit subir ces pressions que le masseur rendra aussi fortes que le malade le pourra supporter. Il faut les pratiquer jusqu'à la racine du membre en se reportant un peu en dehors à mesure que l'on remonte au-dessus de la partie moyenne de la cuisse.

C'est là le temps le plus important du massage dont il y a lieu de prolonger le plus possible la durée (dix à quinze minutes).

Terminer la séance par quelques tapotements et hachures qui agiront en excitant la contractibilité musculaire (durée deux à trois minutes),

3° **A dater du treizième jour,** si *aucune complication n'est survenue* et si le *médecin l'a autorisé*, on peut ajouter à la technique précédente : Les mouvements passifs et actifs contrariés qui seront pratiqués ainsi qu'il est dit (pages 71 et suivantes), mais avec *beaucoup de modération* tout d'abord et en faisant durer ce temps de deux à dix minutes, selon que cette sorte d'exercices sera bien ou mal supportée par le malade. Une douche locale terminera fort efficacement la séance. La marche scra autorisée le plus tôt possible avec le support d'une genouillère et d'une canne tout d'abord.

Ultérieurement si la raideur articulaire persistait et si le muscle (*m*) tardait à se régénérer, il y aurait lieu d'annexer aux séances de massage des exercices pratiqués au moyen du segment (fig. 14) de la chaise orthopédique. En adaptant à l'extrémité du segment en *o* un poids de jour en jour plus lourd, on arrive à obliger dans l'acte du redressement de la jambe sur la cuisse le muscle triceps à travailler activement et par suite efficacement à *sa réfection* parfaite.

II

MASSAGE DANS LA FRACTURE DE L'EXTRÉMITÉ INFÉRIEURE DU PÉRONÉ

L'extrémité inférieure du péroné fait partie des os qui servent à constituer l'articulation du cou-de-pied (articulation tibio-tarsienne).

Les deux os de la jambe, tibia en dedans, péroné en dehors, bien fixés l'un à l'autre, forment par le solide adossement de leur extrémité inférieure une sorte de voûte dans laquelle vient s'emboîter le premier os du pied (l'astragale). Dans le cas d'entorse grave, lorsque le pied, au lieu de porter à plat sur le sol, se retourne brusquement soit en dehors soit en dedans, le péroné se fracture plus ou moins haut au-dessus de son extrémité inférieure (malléole externe). Parfois c'est simplement la pointe de la malléole qui est arrachée, d'autres fois, c'est à la base de la malléole que siège le trait de fracture, d'autres fois encore, c'est à 5 ou 6 centimètres au-dessus de cette base. C'est au médecin qu'il appartiendra de donner au masseur ces indications de siège de fracture.

La fracture du péroné, en quelque point de l'extrémité inférieure de cet os qu'elle se produise, n'est jamais qu'une complication de l'entorse du cou-de-pied. De telle sorte que le rôle du masseur est ici tout simple à interpréter. Il ne s'agit que de combiner le mode de massage que nous avons décrit (p. 62 et suiv.) relatif aux manipulations applicables à l'articulation du cou-de-pied avec quelques manœuvres de massothérapie à exercer sur le trajet du péroné.

TECHNIQUE

Avant de commencer le massage proprement dit de l'articulation, le masseur interviendra sur l'os fracturé de la façon suivante :

1° Effleurages pratiqués d'abord très légèrement tout le long du péroné (face externe du pied et de la jambe) de la pointe de la malléole jusqu'à la naissance du mollet. L'os est sur toute cette hauteur *facilement suivi au doigt.*

Prolonger ces effleurages assez longtemps (huit à dix minutes) afin de rendre possible par une insensibilisation relative de la région les manœuvres ultérieurs.

2° Pressions méthodiques exercées avec le plat des pouces sur le même trajet, en insistant plus spécialement sur le point fixe, lieu *du maximum* de la douleur et qui indique le siège précis de la fracture.

Durée huit à dix minutes.

3° Continuer par le massage du cou-de-pied tel qu'il a été décrit (p. 62 et suiv.).

III

MASSAGE DANS LA FRACTURE DE L'EXTRÉMITÉ INFÉRIEURE DU RADIUS

Deux os, le radius en dehors (côté du pouce), le cubitus en dedans (côté du doigt auriculaire), constituent le squelette de l'avant-bras. Par leur extrémité inférieure ces deux os se fixent solidement l'un à l'autre pour former ainsi une sorte de voûte dans laquelle vient s'emboîter la partie supérieure du squelette de la main. Cet emboîtement osseux correspond à l'articulation du poignet. L'entorse simple ou distension traumatique de l'articulation est très rare au poignet. Presque toujours (à la suite de chute sur la paume de la main qui est sa cause la plus habituelle) elle s'accompagne d'une fracture transversale de l'extrémité inférieure du radius. Le trait de fracture siège alors très près de l'interligne articulaire, à 2 ou 3 centimètres environ au-dessus de lui. Ce genre de lésion nécessite, avant tout traitement par le massage, que le médecin ait opéré le redressement du membre ou, autrement dit, la réduction de la fracture. Mais une fois cette opération faite, c'est-à-dire la main une fois replacée dans le prolongement de l'axe de l'avant-bras, les manœuvres de massothérapie peuvent être aussitôt pratiquées et de la façon suivante.

TECHNIQUE

Elle ne différera de celle que nous avons indiquée p. 79 (massage du poignet) que par quelques manipulations plus spécialement destinées à agir sur le foyer de la fracture.

Ce foyer est accessible par la face antérieure et postérieure du poignet, mais *surtout par cette dernière*.

Le poignet reposant à plat sur un coussin par sa face antérieure (côté correspondant à la paume de la main) le masseur pratiquera :

1° Des manœuvres d'effleurage destinées à insensibiliser la région.

Durée quatre à cinq minutes.

2° Des pressions méthodiques exercées à l'aide du plat des pouces sur le dos de la main (côté du pouce surtout) remontant sur le radius, en insistant plus spécialement à hauteur du trait de fracture qui révèle son siège par l'excessive douleur que le malade accuse au passage, à ce niveau, du doigt du masseur.

Durée cinq à dix minutes.

Ces deux mêmes sortes de manipulations seront ensuite appliquées dans les mêmes conditions de durée sur *la face antérieure* du poignet.

La séance se continuera par la pratique *de toutes* les manipulations que nous avons décrites à l'occasion du massage du poignet (p. 79 et suiv.).

IV

LE MASSAGE TARDIF

Est donc celui que l'on exerce sur un membre qui aura été le siège d'une fracture, mais sur lequel la soudure des deux fragments osseux aura eu le temps de se faire et sera telle qu'il n'y aura plus à craindre de produire par les manipulations une nouvelle rupture.

Le but à atteindre est :

1° D'amener un dégorgement des tissus au niveau du siège de la fracture. En effet, autour du foyer de la fracture et dans le foyer même, il se fait toujours des ruptures vasculaires et, par suite, des épanchements sanguins qui distendent plus ou moins tous les tissus. Il est créé ainsi de véritables barrages pour la circulation. Le courant veineux surtout ne se rétablit que très difficilement et très lentement en utilisant les quelques veines superficielles des membres qui n'ont pu être atteintes et sectionnées par le traumatisme. C'est ce qui explique qu'au niveau de la fracture subsiste pendant longtemps un gonflement apparent des veines, de l'empâtement, de l'œdème. Quand il s'agit d'un membre inférieur, la difficulté du rétablissement de la circulation s'augmente de toute la gêne que la déclivité du membre apporte déjà physiologiquement au courant sanguin veineux.

2° De rendre aux muscles de la région la tonicité et d'enrayer leur marche naturelle vers l'atrophie.

3° De ramener de la souplesse dans les articulations du membre et plus particulièrement dans celles qui sont immédiatement sus et sous-jacentes à la fracture, car ce sont surtout celles-là qui, presque toujours, sont enraidies par suite de l'immobilisation prolongée et de la propagation inflammatoire qui s'y est faite.

TECHNIQUE

La *technique* doit s'adapter à ce triple but.

POSITION DU MALADE. — *Le malade est étendu sur le lit ; la région à masser est maintenue soulevée par un coussin long.*

Premier temps.
L'effleurage et les pressions peuvent être avantageusement pratiquées sur le membre entier, de son extrémité à sa racine, en insistant davantage au niveau du siège de la fracture. Ils doivent, pour le moins, s'étendre de l'articulation située au-dessous de la fracture à l'articulation située au-dessus.

On utilisera :
Le **plat des pouces** s'il s'agit de masser une région pourvue de tendons ou dans laquelle l'os est pour ainsi dire à fleur de peau.
Tout au contraire, les pressions faites avec le **talon de la main** ou même à **poings fermés**, et combinées avec le pétrissage et les hachures, con-

viennent aux régions abondamment pourvues de muscles.

Ce temps est des plus importants, il doit être fait avec le plus grand soin et durer de dix à quinze minutes.

Deuxième temps : Mouvements passifs.

Ce temps s'adresse aux articulations situées dans le voisinage de la fracture, au-dessus et au-dessous d'elle, principalement.

Ces manipulations sont les mêmes que celles que nous avons, dans les chapitres précédents, appris à appliquer à chaque articulation en particulier (s'y reporter).

Ne pas craindre de déployer une certaine force, ce qui est à peu près sans danger, quand on a affaire à une fracture datant de deux mois et demi à trois mois.

Durée de ce deuxième temps : cinq minutes.

Troisième temps : Mouvements actifs contrariés.

Ils sont ici d'une importance capitale, en raison des bons effets qu'on obtient d'eux dans le traitement des muscles en voie d'atrophie (ce qui est toujours le cas dans les fractures).

La technique consistera à contrarier les mouvements propres :

1° A l'articulation située au-dessous de la fracture ;

2° A l'articulation située au-dessus.

Durée : cinq minutes.

La séance aura donc duré vingt minutes au moins et se terminera par :

1° Une douche locale (jet brisé) d'une durée de cinq minutes ;

2° La pratique par le malade d'une série de mouvements actifs.

CHAPITRE V

MASSAGE APPLIQUÉ AUX MALADIES
DU SYSTÈME MUSCULAIRE

On doit attendre les meilleurs effets du massage appliqué aux affections du système musculaire quand celles-ci relèvent :

1° D'une altération de cause locale dans la nutrition du muscle, altération qui, si on n'intervient pas, aura pour conséquence définitive et irrémédiable l'atrophie, ainsi que cela se produit dans les contusions un peu fortes, dans les fractures et dans les entorses, même simples. Il survient en effet, à la suite des lésions articulaires d'ordre traumatique, des phénomènes neuro-musculaires qui accompagnent les lésions articulaires et qui aboutissent rapidement, si on n'intervient pas, à la disparition du muscle par atrophie. Ces phéno-

mènes sont souvent précoces. L'atrophie des
muscles qui ont pour fonction de déterminer la
mobilisation des articulations traumatisées se produit souvent d'une façon si rapide et si imprévue,
que l'impuissance fonctionnelle du membre est la
règle quand les symptômes et les lésions anatomiques de la synovite ont disparu. Si le repos absolu d'une articulation enflammée est le premier
et le plus important moyen thérapeutique qu'on
oppose à l'évolution inflammatoire, il sera bon de
penser un peu aux muscles qui font pour ainsi
dire partie intégrante du mécanisme fonctionnel
de l'articulation, et de se rappeler que le repos
forcé est aussi fatal aux muscles qu'il peut être
utile d'autre part à la synoviale enflammée. En
effet, l'atrophie souvent commence à se manifester
à une date précoce et se développe avec une rapidité telle qu'en une ou deux semaines le mal sera
porté à son point extrême. Ce qui complique la
question, c'est qu'on ne saurait prévoir dans quel
cas cette atrophie se produira; souvent une arthrite grave dans ses lésions anatomiques entraînera une atrophie beaucoup moins rapide qu'une
arthrite de moyenne intensité à symptômes plutôt
douloureux qu'inflammatoires. Prenons le genou,
par exemple, qui, à ce point de vue, est le cas le

plus facile à observer parce que c'est bien l'articulation la plus exposée. Pour une inflammation de la synoviale, même légère, sans trop de douleur et de réaction, à peine un épanchement peu considérable s'est-il produit que si l'on examine le malade dans la station debout et si on lui commande de marcher, on le verra hésiter, se plaindre, dès qu'il veut étendre l'articulation, d'une sensation pénible, obscure, presque indéfinissable, mais qui lui enlève la confiance dans ses moyens et qu'il représente comme une sorte de crampe ou trépidation habituellement ressentie vers la partie inférieure du triceps fémoral (masse musculaire) (M. fig. 35), formant, comme on le sait, le groupe antérieur des muscles de la cuisse. La maladie se prolonge-t-elle, évoluant dans le sens inflammatoire, voici l'exagération de la tonicité des muscles qui s'annonce, surtout celle des *fléchisseurs* de l'articulation (muscles postéro-externes de la cuisse), tandis que les extenseurs (M. fig. 35) semblent au contraire pris d'atonie, tombent dans le relâchement, deviennent mous et flasques, ce qui donne comme résultat une tendance marquée à l'articulation de se fléchir de plus en plus. Cette contraction des muscles fléchisseurs qui n'est pas la contracture, épuise la fibre musculaire et son innervation, et après un certain temps, muscles fléchisseurs et surtout muscles extenseurs sont atrophiés, et le membre au-dessus de l'articulation a maigri au point de perdre sa forme et ressemble à un fuseau cotonneux. On a observé que les muscles fléchisseurs subissaient, en raison de cette exagération de tonicité signalée plus haut, la dégénérescence fibreuse (sclérose), tandis que les extenseurs que nous avons vus devenir pendant ce temps flasques et mous présentaient tous les signes de la dégénérescence graisseuse. A toutes ces modifications pathologiques, le meilleur remède à opposer est le *massage*.

2° D'un traumatisme ayant déterminé la rupture totale d'un muscle, ou dans l'épaisseur du muscle la rupture de quelques fibres, avec formation de petits foyers sanguins intra-musculaires (tels le coup de fouet, le lumbago et le torticolis d'origine traumatique).

3° D'un état inflammatoire subaigu, habituellement rapportable à la diathèse rhumatismale (et dont les plus communes manifestations sont le torticolis et le lumbago.

MASSAGE DANS LA CONTUSION

Lorsqu'un corps résistant vient frapper sur une région quelconque (comme il arrive quand on reçoit un coup de bâton ou de pierre par exemple), ou qu'inversement une région quelconque du corps vient heurter un corps résistant (comme dans un cas de chute sur le sol), sans que pour cela il en résulte une solution de continuité des téguments, c'est-à-dire sans que la peau soit déchirée et que *plaie* s'ensuive, la région heurtée est dite atteinte de *contusion*. Les parties molles sont plus ou moins froissées contre l'os ou les os qu'elles recouvrent, quelques fibres musculaires sont souvent déchirées, quelques vaisseaux sanguins, capillaires, veinules et artérioles saignent dans l'épaisseur des tissus. Le sang ne s'est-il épanché qu'en petite quantité et superficiellement, infiltrant le tissu cellulaire sous-cutané, et apparaissant plus ou moins tôt sous la peau en y déterminant une tache ecchymotique vulgairement dénommée « bleu », on a le premier et le plus simple degré de la contusion. A un degré plus avancé (deuxième degré des traités classiques), les vaisseaux rompus étant de plus fort calibre ont déversé plus abondamment le sang dans les tissus, si bien qu'il se fait une véritable collection ou *bosse sanguine* qui soulève les parties molles (phénomène très fréquent après un choc reçu sur la tête ou le front). Au degré plus avancé encore, la contusion est caractérisée par un écrasement tel des parties molles que celles-ci sont le plus souvent vouées à la mortification, c'est-à-dire à la gangrène.

C'est seulement aux deux premiers degrés de la contusion que le massage pourra convenir. Encore faudra-t-il surseoir au massage dans le cas où la bosse sanguine sera volumineuse, fluctuante et très superficiellement placée sous la peau. Dans ce cas le médecin procédera d'abord à une ponction, videra ainsi la poche des parties liquides qu'elle contient, et le masseur ne saurait intervenir que tout autant que la petite plaie produite par l'intervention chirurgicale sera complètement cicatrisée. Dans les cas de contusion légère, au contraire, masser la région traumatisée, c'est en hâter la restauration. Car c'est le sang extravasé qui produit l'enflure, amène la douleur, gêne les mouvements ; c'est lui qui, en se figeant dans les tissus, peut s'y transformer en corps étranger qui gênera les mouvements des années durant et parfois pendant une vie entière. C'est de ces données, connues de tout temps, qu'à découlé la thérapeutique populaire qui consiste à traiter les bosses sanguines par l'écrasement produit par une forte compression pratiquée aussitôt après l'accident, au moyen d'une pièce de monnaie ou d'un corps de forme et de résistance analogues.

TECHNIQUE

1° Séance d'effleurage prolongée jusqu'à ce que la douleur ait été apaisée et que puissent être ainsi commencées les manipulations plus profondes qui vont suivre.

2° Pressions méthodiques exercées d'abord avec le plat, puis avec le talon de la main, et toujours centripètes, c'est-à-dire dans la direction du courant veineux (voir figure 1).

Si l'œdème semble résister à ces manœuvres, on peut les continuer par un massage fait au moyen du plat des pouces (voir figure 3), qui, cheminant plus exactement dans les interstices musculaires, débarrasseront plus efficacement la région des extravasations sanguines. Le coup de pouce écrase le caillot plus facilement que toute autre manipulation.

Une fois l'écrasement ainsi obtenu, une nouvelle et dernière séance de pressions méthodiques, d'une durée de trois à quatre minutes environ, achèvera la dissémination au loin. Chasser par des pressions le sang des plans dans lesquels il s'est infiltré ou collecté, et le rejeter ainsi dans la circulation veineuse est chose possible si on agit quand le sang est relativement frais, que les caillots sont friables. On interviendra en outre à ce moment sans provoquer trop de douleur. Au contraire, si l'on a trop attendu, le caillot s'est durci, et son écrasement et sa diffusion ne seront obtenus qu'après de nombreuses et douloureuses tentatives. Le massage devra donc être commencé le plus tôt possible après l'accident et sera renouvelé chaque jour qui suivra; à moins qu'il ne se soit produit intercurremment un état inflammatoire aigu qui se caractérisera par un gonflement plus considérable, de la rougeur et de la chaleur de la peau à la région massée, ainsi que de la douleur plus vive à la pression. Dans ce cas, il faut interrompre toute manœuvre massothérapique.

Toutes autres manipulations que celles ci-dessus indiquées devront être absolument délaissées dans tous les cas. C'est-à-dire qu'il faudra s'abstenir de pétrissage, pincement, hachure, etc.

3° A la thérapeutique ancienne, consistant dans l'immobilisation absolue de la région contusionnée, aidée d'applications de compresses d'eau froide simple ou mélangée de liquides astringents, on devra substituer :

La mobilisation modérée, qui sera un précieux adjuvant pour arriver à dissiper le sang extravasé. Les mouvements passifs et actifs contrariés amèneront la contraction des muscles, et, par suite, leur tassement, le glissement des tendons sur les plans osseux profonds, et contribueront ainsi à précipiter la guérison.

Durée du premier temps : dix minutes.
—   deuxième temps : cinq minutes.
—   troisième temps : cinq minutes.

DES RUPTURES MUSCULAIRES

Un trop brusque et trop violent effort de contraction peut déterminer la rupture totale du muscle, et plus souvent une rupture partielle dont les conséquences relèvent essentiellement de l'intervention par le massage. Ces ruptures se produisent plus spécialement sur certains muscles. Chez les cavaliers, elles sont relativement fré-

quentes au niveau de la partie supérieure et interne
de la cuisse, et elles sont l'effet d'un trop grand
effort fait pour se maintenir en selle. Dans des
efforts de gymnastique, on voit assez souvent l'un
des muscles de la paroi antérieure de l'abdomen
(le muscle *grand droit*) (qui, par son siège, correspond à une ligne qui s'étendrait du creux épigastrique au pubis, en passant par l'ombilic) se rup-
turer dans son quart inférieur, à quelques centimètres au-dessus du pubis. Le muscle biceps (du
bras) est aussi un muscle sur lequel semblable lésion n'est pas rare.

Les muscles, dans leur mouvement de contraction, glissent dans une gaine aponévrotique, véritable manchon qui les enveloppe de toute part, de
telle sorte que l'épanchement de sang intra-musculaire qui accompagne toute rupture ne peut
franchir cette barrière. Il en résulte que l'épanchement se collectionne au point traumatisé, subit
là une série de modifications qui aboutissent à la
formation, dans l'épaisseur du tissu musculaire,
d'un corps dur de consistance pierreuse, qui se
modifie lentement de façon à constituer une véritable ossification et une tumeur dénommée *ostéome.*

La présence de ces ostéomes gêne le jeu du

muscle au point qu'un cavalier, par exemple, atteint d'une pareille lésion, ne saurait reprendre l'exercice du cheval. D'un autre côté, l'extirpation de ces masses, en outre qu'elle constitue une intervention chirurgicale d'une certaine gravité, ne saurait amener dans l'état du blessé qu'une amélioration relative. Le seul traitement efficace et pourvu d'innocuité est le traitement qui préviendra ces transformations osseuses, qui évitera la formation de ces ostéomes en ne laissant pas à la collection sanguine le temps de s'organiser. Ce but sera atteint par le massage hâtif, qui réussira à chasser le sang du point où il s'est épanché et en provoquera l'infiltration au loin, de façon à favoriser la résorption par les voies de la circulation de retour.

TECHNIQUE

POSITION DU MALADE. — *Le malade est placé de telle sorte que le muscle à masser soit en état de relâchement. Dans le cas de rupture du moyen adducteur (muscle interne et supérieur de la cuisse), par exemple, le malade est couché sur le lit de massage, les jambes écartées, et la cuisse, siège de l'affection, soulevée par un coussin disposé au-des-*

*sous du genou. Le pied correspondant est ren-
versé en dehors de façon à imprimer à tout le
membre inférieur un certain degré de torsion
qui reportera le plus en avant possible la région
à masser.*

*Dans les cas de rupture du muscle grand droit
de l'abdomen, le malade est encore étendu sur
le lit, mais les épaules et les cuisses sont légèrement soulevées par un coussin. Pour la rupture
du muscle biceps brachial, le malade est assis et
présente, reposant sur un plan solide, table ou lit,
son bras légèrement fléchi.*

POSITION DU MASSEUR. — Debout ou assis à
droite du malade.

Manipulations :

1° Effleurage de la région de manière à produire l'insensibilisation relative.

Durée : trois à quatre minutes.

2° Pressions méthodiques pratiquées à l'aide du
plat des pouces (fig. 3) commençant (dans le cas
de rupture d'un des adducteurs) vers le milieu de
la cuisse. Elles doivent remonter jusqu'à la racine même du membre et le long de sa face interne,
Dans le cas où le malade pourra le supporter, il

y aura lieu de modifier, de la façon suivante, la manipulation, au niveau de l'épanchement, point précis où il s'agit de déterminer l'écrasement parfait du caillot sanguin : un des pouces est posé à plat sur le point traumatisé et appuyé le plus fortement possible en progressant, sans lâcher prise, par de petits mouvements de circumduction, jusque vers la racine de la cuisse.

Ces manœuvres sont les seules qu'on puisse légitimement pratiquer. Toutes les autres, telles que pétrissage, pincements, hachures, seraient plutôt nuisibles, car elles auraient pour effet d'exciter le muscle à se contracter, ce qui pourrait augmenter l'hémorragie intra-musculaire primitive ou même déterminer l'inflammation du tissu musculaire.

Il en sera de même des mouvements passifs et actifs contrariés du membre. On les évitera avec soin.

Ainsi le simple massage, tel qu'il est décrit ci-dessus, suivi du repos absolu du membre, est la seule intervention logique et véritablement capable d'entraîner la guérison et de prévenir la formation d'un ostéome, et cela en provoquant la résolution immédiate du foyer sanguin. La séance de massage, d'une durée moyenne d'un quart d'heure, sera d'abord quotidienne. A partir du quinzième jour, et jusqu'à guérison définitive, on pourra se contenter de pratiquer une séance tous les deux jours.

Dans les cas de rupture d'un des muscles grands droits de l'abdomen, les manœuvres masso-thérapiques seront analogues.

Les manipulations s'exerceront sur le trajet d'une ligne qui, du pubis, remonterait jusqu'au-dessus de l'ombilic à droite ou à gauche de la ligne médiane selon que c'est le muscle grand droit du côté droit ou gauche qui est atteint de rupture.

Les pressions seront exercées de bas en haut.

Pour le massage à pratiquer sur le biceps brachial, les manipulations s'étendront sur la face antérieure du bras, du pli du coude à la naissance de l'épaule.

TENDANCE DES MUSCLES A L'ATROPHIE

L'intervention doit être commencée à une époque aussi rapprochée que possible de l'accident. Car si elle prévient les atrophies, on ne saurait plus compter sur elle pour les faire rétrocéder.

Le massage appliqué à un muscle ou à un

groupe musculaire dans le but d'exciter sa nutrition ne comporte aucune manipulation en dehors de celles que nous avons appris à pratiquer. La technique seule est particulière en ceci, qu'elle ne comprend que deux temps.

Premier temps : Effleurage et pressions.
Ici on peut à la rigueur, mais nous ne le conseillons pas, enfreindre la loi générale qui a été établie relativement à la direction qu'on doit donner aux pressions méthodiques. C'est-à-dire qu'on peut les pratiquer dans tous les sens, aussi bien de bas en haut que de haut en bas.

Ces pressions seront exercées de plus en plus rigoureusement et suivies de toutes les manipulations que nous avons signalées comme s'adressant plus spécialement aux muscles (pétrissage, hachures, pincements).

Ce temps est important et doit avoir une durée de douze minutes.

Deuxième temps : Mouvements actifs contrariés.
Pour arriver à une exécution méthodique, il faudrait que le masseur connût le rôle physiolo-

gique de chacun des muscles qu'il doit masser. On ne saurait lui réclamer pareille science.

Un moyen peu scientifique, mais sûr toutefois, pourra tenir lieu de guide dans l'exécution de ce temps :

« *Le masseur opérera comme s'il s'agissait d'appliquer le temps des mouvements actifs contrariés* » *au massage de l'articulation immédiatement sous-jacente aux muscles sur lesquels il veut agir.* (Exemple : pour appliquer ce deuxième temps aux muscles du mollet, le masseur contrariera les mouvements propres à l'articulation située au-dessous (articulation du cou-de-pied) et n'aura qu'à contrarier la flexion et l'extension du pied sur la jambe.)

Durée de ce temps : cinq minutes.

Terminer la séance par :

1° Un nouvel effleurage de la région (**talon de la main** ou **poing fermé**) ;

2° Une douche locale (jet plein) de cinq minutes de durée.

La même technique sera applicable aux affections d'ordre traumatique et rhumatismal. Toutefois, en raison de la localisation plus fréquente des affections de cette nature aux lombes et au cou (lumbago, torticolis), et plus encore en raison de la constitution anatomique de ces régions, qui sortent à ce titre du cadre tracé et imposent aux manipulations des modifications importantes, nous devons décrire en un chapitre particulier le traitement à appliquer :

1° Au lumbago;
2° Au torticolis.

LUMBAGO

Vulgairement dénommé : tour de reins.

Premier temps.
Position du malade. — *Le malade se tient couché sur le ventre.*

L'effleurage est pratiqué sur toute la région des lombes et plus particulièrement au niveau des points douloureux. Il est poussé jusqu'à déterminer la rougeur de la peau et l'atténuation de la douleur, ce qui permet de pratiquer plus efficacement :

Les pressions. Celles-ci seront exercées principalement au niveau des saillies longitudinales musculaires, qui bordent à droite et à gauche la gouttière médiane qui correspond à la colonne vertébrale. Elles doivent s'étendre un peu sur les flancs et remonter bien au-dessus du point où est ressenti le maximum de douleur. En raison de l'épaisseur des masses musculaires sur lesquelles on doit agir, les pressions se font à poings fermés et sont suivies d'un pétrissage et surtout de hachures vigoureusement pratiquées. (Cette manipulation est reproduite dans la figure 8.)

Deuxième temps : Mouvements passifs.
Position du malade. — *Le malade est placé sur le dos.*

Le masseur le saisit par la nuque, l'amène dans la position assise, position qu'il exagère en ployant le malade en avant jusqu'à un maximum qui varie avec la souplesse de la colonne vertébrale de chaque individu, mais qui, dans tous les cas, doit avoir pour limite l'excès de tension et de douleur ressenties par le malade.

1° C'est le **mouvement de flexion.**

Le mouvement en sens inverse qui replace le malade sur le dos est :

2° Le **mouvement d'extension.**

3° Les **mouvements de latéralité** (tronc porté à droite et à gauche) seront pratiqués de la façon suivante :

Le malade est assis sur le lit, les jambes étendues :
D'un bras, le masseur enlace le bassin et le maintient fixe (cette précaution est indispensable

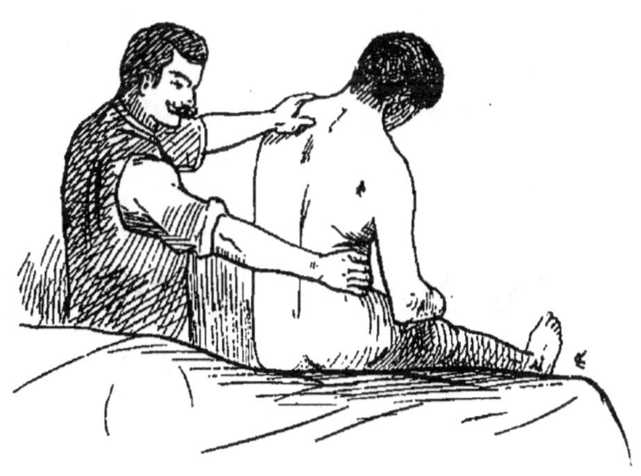

FIG. 36.

pour que les mouvements de latéralité aient pour pivot la colonne vertébrale) (fig. 36). De l'autre, il repousse le tronc dans un premier mouvement, l'attire à lui dans un deuxième, de façon à lui faire décrire les mouvements d'un balancier de pendule.

4° Le **mouvement de torsion** sera ainsi obtenu :

Le malade est assis sur son lit.
Le masseur le saisit par les deux épaules et im-

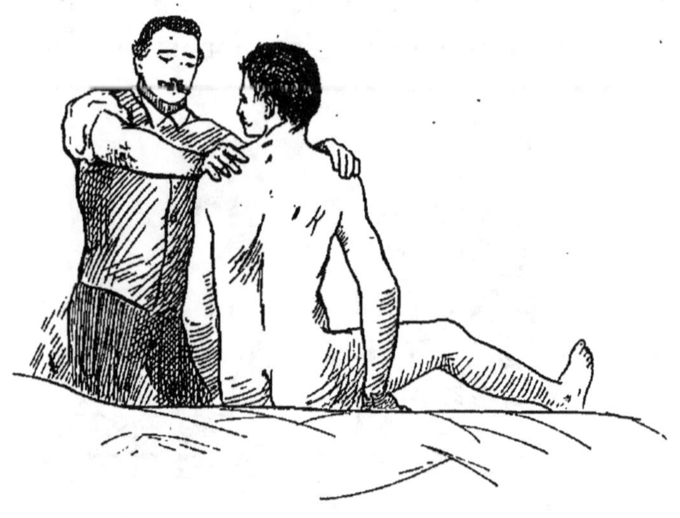

FIG. 37.

prime au tronc des mouvements de torsion à droite, puis à gauche, comme pour amener le malade à regarder derrière lui (fig. 37).

Chacun de ces quatre mouvements doit être exécuté lentement, être poussé le plus loin possible, et reproduit une dizaine de fois.

Troisième temps : Mouvements actifs contrariés.

Ce temps consiste comme toujours dans la re-

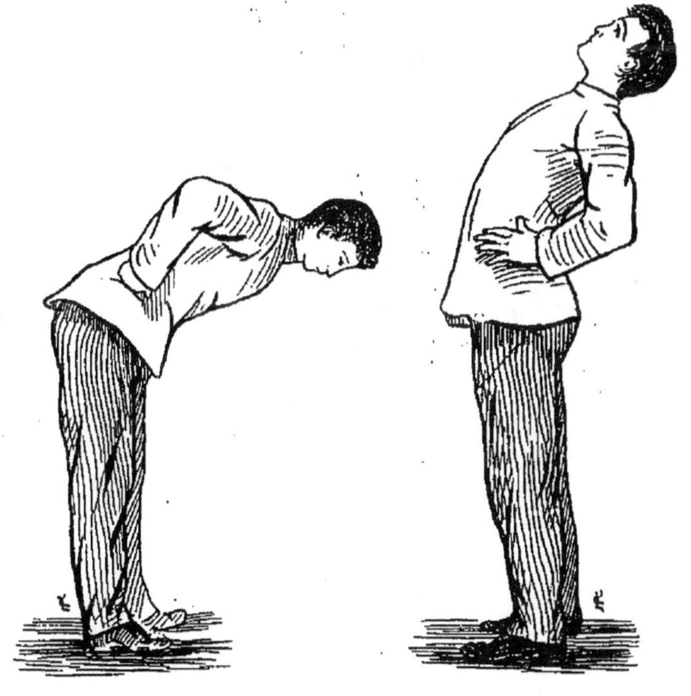

FIG. 38.

FIG. 39.

production de la série des mouvements qui constituent le deuxième temps. Il y a seulement un changement de rôle. Le malade est engagé à les faire lui-même, tandis que le masseur les empêche.

Ils seront exécutés dans le même ordre, avec la

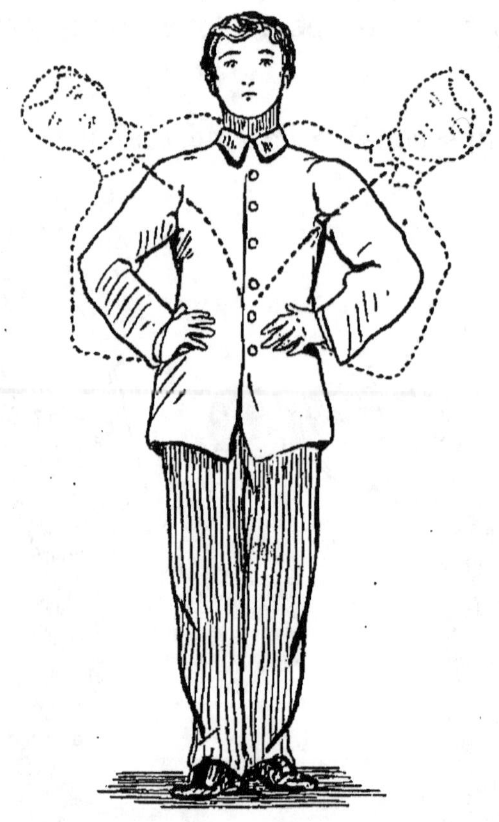

Fig. 40.

même lenteur et un même nombre de fois que les mouvements passifs.

La séance ne sera terminée par une douche

lombaire (à jet plein) que si le médecin en a fait la prescription. Car cette même douche, qui constitue un complément indispensable dans la thérapeutique du lumbago traumatique, pourrait être nuisible si elle était appliquée à un malade rhumatisant.

En revanche *les mouvements actifs* seront prescrits dans tous les cas et aideront beaucoup à l'obtention du résultat cherché. Ils pourront être prolongés fort longtemps, d'un quart d'heure à trente minutes.

Pour les exécuter, le malade sera debout et pratiquera successivement :

> La flexion (fig. 38);
> L'extension (fig. 39);
> Les mouvements de latéralité (fig. 40);
> Les mouvements de torsion.

TORTICOLIS

On désigne sous ce nom une attitude particulière de la tête, qui au lieu d'être droite est maintenue penchée soit sur les côtés, soit, moins souvent, en avant ou en arrière, par une contracture douloureuse de certains muscles du cou.

Le plus souvent, ce sont les muscles des côtés du cou qui sont contracturés et qui maintiennent la tête penchée sur l'épaule, tandis que la face du malade regarde au contraire vers l'épaule opposée. Il est facile de retrouver la cause de cette attitude.

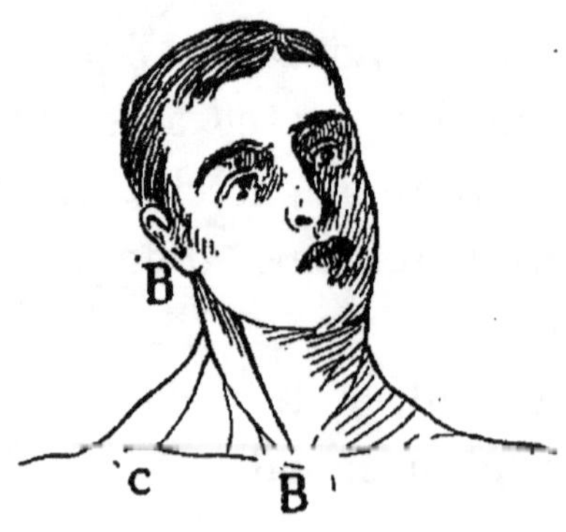

Fig. 41.

Au toucher, en effet, les muscles du côté fléchi sont durs et donnent la sensation de cordes tendues de derrière l'oreille au sternum, en avant, et sur les côtés au moignon de l'épaule (fig. 41 et 42).

La technique est analogue à celle du lumbago et comprend aussi *trois* temps, dont l'exécution est suivie parfois d'une douche, mais toujours de la pratique d'une série de mouvements actifs.

Premier temps. — Effleurage et pressions.

L'effleurage, d'abord léger, va en s'accentuant de façon à rendre moins douloureuse l'application des pressions.

Les pressions consistent en passes douces d'abord, plus énergiques ensuite, pratiquées *avec le plat des quatre doigts*.

Elles commencent derrière l'oreille et s'étendent ensuite en avant jusqu'à la naissance du cou au

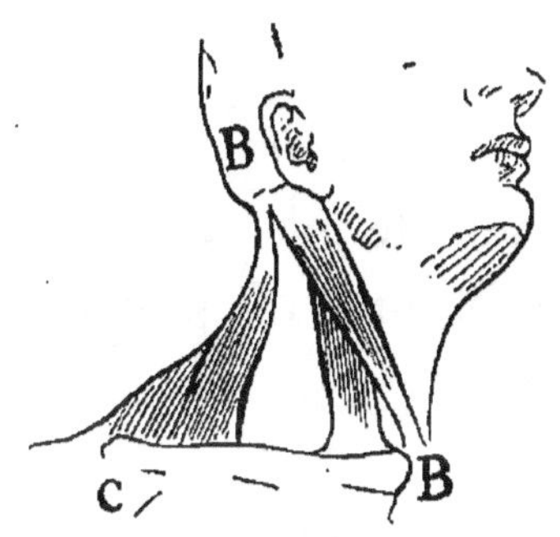

FIG. 42.

niveau du sternum (fig. 42, BB), en suivant la direction BC, pour aboutir au moignon de l'épaule.

A ces pressions succède le pétrissage de ces mêmes masses musculaires contractées. Les hachures, qui seraient ici très utiles, doivent être soigneusement évitées sur la région latérale du cou (ligne BB), mais peuvent être pratiquées suivant la ligne BC.

Durée : cinq minutes.

Deuxième temps : Mouvements passifs.
Le masseur saisit entre ses deux mains la tête du malade à la hauteur des tempes, et lentement :

1° *La fléchit en avant.* — Le maximum de flexion est atteint quand le menton est mis en contact avec la base du cou.

2° *La fléchit en arrière.* — L'extension a son maximum quand le malade est arrivé à être dans l'attitude d'un homme qui regarderait directement au-dessus de lui.

3° *La fléchit à droite.*

4° *La fléchit à gauche.* — La flexion à droite ou à gauche est à son plus haut degré quand l'oreille est près d'effleurer l'épaule.

5° *Lui imprime un mouvement de rotation*, pour amener le malade à regarder derrière lui : soit à droite, soit à gauche. Cette rotation maximum est acquise quand le menton est arrivé à se placer presque au-dessus de l'épaule vers laquelle la tête doit être tournée.

Ces mouvements seront répétés cinq fois chacun.

Troisième temps : Mouvements actifs contrariés.

Les mêmes mouvements que ci-dessus sont répétés par le malade et contrariés par le masseur.

La douleur est quelquefois grande, mais elle aura été fortement atténuée par les manipulations précédentes, et le malade devra la surmonter s'il veut hâter sa guérison.

La douche. — Si elle a été prescrite par le médecin, sera d'une durée de deux minutes et donnée :

En jet brisé : sur la région antéro-latérale du cou ;

En jet plein : sur la nuque (voy. chap. HYDROTHÉRAPIE).

Ce serait laisser le traitement incomplet que de ne pas le terminer par une série de mouvements actifs.

CHAPITRE VI

MASSAGE APPLIQUÉ AUX MALADIES DES NERFS

On peut retirer de bons et sérieux résultats du massage appliqué à deux affections des nerfs, toutes deux caractérisées par un phénomène commun : la douleur. Ces affections sont :

1° *La névralgie* (ou simple état douloureux du nerf) ;

2° *La névrite*, maladie dans laquelle la douleur est due à l'état inflammatoire des éléments du nerf.

Dans ces deux cas, le masseur doit se proposer de masser très exactement sur le *trajet* du nerf douloureux, afin d'ariver, par des pressions bien directes, à modifier la nutrition intime du cordon nerveux et à déterminer la résorption d'épanchements inflammatoires qui, dans le cas de névrite surtout, se seront toujours produits.

Quel que soit d'ailleurs le mécanisme de la guérison, ce qui importe c'est que le nerf soit massé sur tout son trajet et très exactement sur ce trajet : or le masseur ne saurait avoir la prétention d'arriver jamais à faire son éducation sur ces points difficiles de l'anatomie.

Mais cette lacune peut être comblée en recourant à un bien simple artifice.

« Que le médecin qui a prescrit le massage pour un cas de névralgie ou de névrite, prenne soin de tracer sur la peau de son malade, au moyen d'un crayon de nitrate d'argent, la ou les lignes qui devront correspondre à l'application des manipulations. »

Cette indication graphique ne s'effaçant que très lentement (en huit ou quinze jours), le masseur aura eu tout le temps nécessaire pour apprendre à aller ensuite sans guide.

TECHNIQUE

La technique est des moins compliquées. Elle consistera dans l'application du premier temps *seul* (effleurage et pressions), s'il s'agit de masser des nerfs du tronc ou de la tête;

Que l'on fera suivre de l'exécution des deux autres temps, s'il s'agit d'intervenir sur des membres.

Prenons comme exemple des cas relevant du massage fait en un seul temps, d'abord, puis en trois temps, deux névralgies pour lesquelles on a le plus fréquemment à recourir au massage :

1° La névralgie intercostale;
2° La névralgie sciatique.

NÉVRALGIE INTERCOSTALE

Le trajet indiqué au crayon sera ici celui d'une ligne marchant parallèlement aux côtes dans un espace intercostal et s'étendant de la colonne vertébrale (en arrière) jusqu'au sternum (en avant).
La technique ne comportera qu'un temps.

1° *L'effleurage.* — Comme tout effleurage appliqué au traitement des névralgies ou des névrites il devra être pratiqué avec beaucoup de délicatesse au début; le plus léger attouchement éveille parfois une très grande douleur. Ce ne sera donc que très lentement (en dix minutes ou un quart d'heure, si cela est nécessaire) qu'on en arrivera à augmenter l'énergie de la friction de façon à rendre possibles :

2° *Les pressions méthodiques*. — Qui seront faites avec le *plat des pouces* et en suivant d'arrière en avant la ligne figurée au crayon,

On douche ou on ne douche pas le malade (jet brisé dirigé sur la région qui vient d'être massée) suivant que l'indication est ou n'est point portée sur la feuille de massage.

NÉVRALGIE SCIATIQUE

Le tracé au crayon indiquera que les pressions devront être exercées tout le long d'une ligne qui, partie du milieu de la fesse, suit la région postérieure de la cuisse (exactement en son milieu) et qui, arrivée au milieu du creux du jarret, se bifurque en deux lignes dont l'une suit le trajet de la ligne primitive (descendant ainsi sur la face postérieure du mollet, et jusqu'au cou-de-pied), tandis que la seconde se porte en dehors de la jambe, qu'elle longe ainsi sur son côté externe jusqu'à la malléole externe (cheville) (voy. les lignes pointillées de la figure 49).

TECHNIQUE.

Le malade est couché étendu sur le ventre.

Premier temps.
L'effleurage. — Mêmes recommandations que
pour l'effleurage à appliquer au traitement, des
névralgies intercostales.

Pressions. — Les faire :

1° Avec le **plat des pouces** tout le long du trajet.

2° **A poing fermé,** sur les masses musculaires
voisines, dont l'épaisseur autorise, en outre, l'intervention par le pétrissage et des hachures
vigoureusement appliquées (hachures qui devront
être, on le sait, soigneusement évitées au niveau
du creux du jarret).

Deuxième temps : Exercices passifs.
Ici ils ont un but tout particulier, celui d'amener
le membre dans une attitude telle que le nerf
soit à un moment donné tendu comme une corde
de violon. (Cette extension (élongation) est consi-

dérée en effet comme une sorte de massage intime des plus efficaces.)

On ajoute en plus la pratique des exercices musculaires dont l'exécution est pour le malade la plus difficile par suite de la douleur qu'elle fait naître.

TECHNIQUE DU DEUXIÈME TEMPS.

Le malade se couche sur le dos.

1° La jambe est maintenue solidement étendue

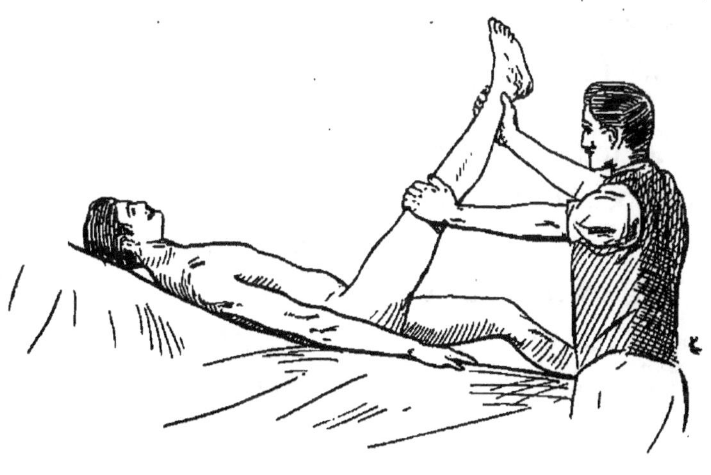

Fig. 43.

sur la cuisse par une main appliquée sur le genou, tandis que l'autre saisit en dessous le talon du malade. Le membre inférieur, ainsi maintenu droit et inflexible (fig. 43) au niveau de l'articulation du genou, est fléchi en avant (par flexion de l'articulation de la hanche). Ce mouvement n'a pour limite que la douleur extrême ressentie par le malade à mesure que s'accroissent les tiraillements sur le nerf.

En effet, sur un malade endormi et insensibilisé par le chloroforme, on arrive aisément à pouvoir appliquer la cuisse contre la paroi abdominale.

Ce mouvement de flexion doit être exécuté dix fois par séance en moyenne.

2° On pratique des mouvements de rotation.

Le malade reste allongé sur le dos, les talons rapprochés l'un de l'autre.

Le masseur saisit les pieds au niveau des orteils et les écarte l'un de l'autre le plus possible, les talons restant toujours en contact.

Ce mouvement est aussi reproduit une dizaine de fois.

Troisième temps : Mouvements actifs contrariés.

Ce temps n'acquiert de l'importance que

lorsque la névralgie ou la névrite s'accompagnent de dégénérescence des muscles et que ceux-ci tendent à s'atrophier. C'est alors à eux seuls que le masseur s'adresse en contrariant les mouvements des articulations qu'ils mobilisent. Ici le masseur devra reproduire les mouvements actifs contrariés tels qu'il a appris à les pratiquer pour l'articulation de la hanche et pour celle du genou. Le plus souvent il pourra se contenter de contrarier uniquement le mouvement d'extension de la cuisse, en maintenant soulevé au-dessus du lit le talon du malade, qui fera au contraire effort pour l'abaisser.

Une douche (à plein jet, dirigée tout le long des lignes tracées) termine presque toujours fort utilement la séance.

Durée : deux minutes.

On peut en outre, pour parfaire le traitement, soumettre le malade à la pratique d'une série de mouvements actifs, qui seront les suivants :

a. Le malade étant assis,

Croise ses cuisses l'une sur l'autre (dix ou quinze fois).

b. *Le malade étant debout,*

Pratique une série d'accroupissements, les talons étant réunis et les genoux tournés en dehors.

CHAPITRE VII

MASSAGE APPLIQUÉ A CERTAINES AFFECTIONS DE LA PEAU

Une certaine catégorie d'éruptions qui apparaissent sur les téguments rétrocèdent et même peuvent disparaître (ainsi que le démontrent les faits cliniques) par l'intervention d'une thérapeutique qui, s'adressant directement à la peau, aura pour effet de restituer à cette dernière sa souplesse, son activité circulatoire, la sécrétion normale de ses glandes, en un mot de la rendre, en favorisant les phénomènes de sa nutrition intime, à son état physiologique intégral. C'est pour ces motifs qu'on s'explique que les pratiques du massage aient pu être utilisées dans ces dernières années pour le traitement des éruptions scorbutiques, de l'acné de la face, du prurigo, etc.

A. Scorbut.

Dans les cas de manifestations cutanées scorbutiques, le massage fait rapidement disparaître les soulevures ainsi que l'œdème des membres. Il hâte la convalescence et, sous son influence, la guérison du scorbut s'obtient beaucoup plus vite que par les autres moyens avec lesquels d'ailleurs il sera toujours bon de combiner le massage.

TECHNIQUE

Massage local des parties œdématiées, associé au massage général et aux pratiques hydrothérapiques.

B. Acné de la face.

L'acné a sa cause dans l'inflammation chronique des glandes sébacées et pour caractéristique des pustules isolées, acuminées dont le siège de prédilection est la face.

Au dire de certains auteurs, il pourrait disparaître après des manœuvres de massage pratiqué du plat des pouces sur la face préalablement glycérinée ou enduite de pâte d'amande.

Trois séances par semaine d'une durée d'un

quart d'heure chacune seraient nécessaires. Après chaque séance, il faut laver la face à l'eau savonneuse tiède, essuyer et légèrement saupoudrer de poudre d'amidon.

C. Prurigo.

Le prurigo est une éruption cutanée constituée par des papules peu saillantes, légèrement rouges, produisant une démangeaison très vive et quelquefois intolérable. Il est depuis quelque temps très avantageusement traité par le massage dans les policliniques allemandes.

Le massage agit non seulement sur le prurit mais encore sur l'éruption. Celles des manifestations éruptives siégeant sur la face et le tronc n'ont pas besoin de traitement direct et rétrocèdent dès que l'état des membranes s'améliore sous l'influence du massage.

Immédiatement après la séance de massothérapie, les nodules prurigineux deviennent plus saillants et plus rouges, mais ne tardent pas à s'effacer plus ou moins.

La rapidité des effets du massage sur le prurit n'est pas toujours en proportion de la gravité de l'affection. Les cas les plus légers sont parfois les plus rebelles et résistent à trois ou quatre semaines de traitement.

D'aucuns même plus tenaces réapparaissent à distance et exigent que le massage soit continué fort longtemps, quelquefois même pendant toute la vie du malade.

En somme, bien que le massage ne soit pas un

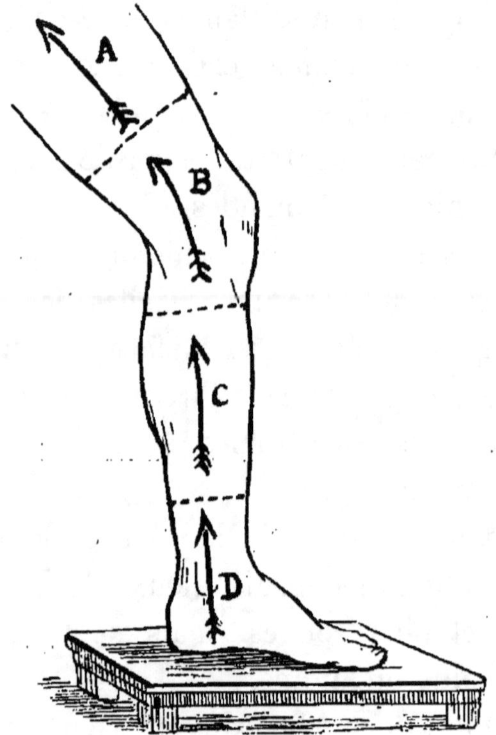

Fig. 44.

moyen curatif absolu, il n'en constitue pas moins un remède précieux contre cette affection en face de laquelle la thérapeutique est le plus souvent obligée de désarmer.

TECHNIQUE

Effleurages énergiques exclusivement pratiqués sur les membres.

Commencer par la racine du membre et passer ensuite successivement à des parties de plus en plus périphériques. Diviser pour ainsi dire le membre en tranches ou segments (voy. figure 44) et prendre successivement les segments A, B, C, D, en ayant soin d'opérer toujours dans le sens des flèches.

Séance quotidienne et d'une durée de dix à quinze minutes pour chaque membre.

Plus tard réduire la durée à cinq et même trois minutes, suivant le degré d'amélioration observée.

CHAPITRE VIII

MASSAGE APPLIQUÉ A L'APPAREIL DE LA CIRCULATION

I

MASSAGE APPLIQUÉ AUX MALADIES DU SYSTÈME LYMPHATIQUE

Dans certaines maladies des ganglions lymphatiques (hyperplasie simple, tendance à la trans-
formation fibreuse d'adénites passées à l'état chronique, etc.), affections plus particulièrement
localisées à la région du cou, le massage peut
donner de bons résultats.

La technique tiendra tout entière dans cette
recommandation. Après un effleurage de la région
pratiqué dans une direction centripète (de haut
ne bas pour le cou) le masseur cherchera à saisir

à pleine main le plus possible, moins que par
une sorte de pincement, les noyaux ganglion-
naires indurés, qu'il malaxera, pétrira, pendant
un certain temps, qui sera celui de la durée de la
séance (cinq à dix minutes).

Il terminera par quelques pressions méthodiques
et un nouvel effleurage exercés avec **le plat des
pouces** et toujours de la périphérie vers le cœur
(voy. figure 1, A,A).

II

MASSAGE APPLIQUÉ A QUELQUES AFFECTIONS DU SYSTÈME VEINEUX

A. Ulcères variqueux.

Ces ulcères, complication relativement com-
mune des varices, siègent plus spécialement sur
les parties inférieures de la jambe. Le massage,
pourvu qu'il soit pratiqué systématiquement et
d'une certaine façon, peut amener une guérison
rapide des ulcères variqueux les plus invétérés et
cela en l'absence de toute autre médication locale,
à part le vulgaire pansement humide à l'eau boriquée.

Il supprime rapidement la douleur et les troubles de sensibilité cutanée autour de l'ulcère. Il est le meilleur des modificateurs de la peau avoisinant les ulcères. Il permet aux malades de continuer leur travail pendant qu'ils sont en traitement sans que la cicatrisation soit retardée. Continué après la guérison il assouplit les cicatrices des ulcères, les détache de leurs adhérences avec les couches sous-jacentes et, par suite, les rend moins sensibles aux tiraillements et aux traumatismes, et évite dans une certaine mesure leur déchirure si fréquente.

TECHNIQUE

1° Baignez ou lavez la région siège de l'ulcère. (Lavage à l'eau de savon, suivi d'une lotion à l'aide d'une solution à 4 pour 100 d'acide borique.)

2° Ces soins préliminaires une fois pris, on procède à des

a. **Effleurages périphériques** pour lesquels on se servira non pas de toute la main, mais seulement de l'extrémité des doigts préalablement enduits de glycérine boriquée. Les commencer à la partie supérieure de la jambe au-dessus de l'ulcère, dont on se rapproche progressivement en pratiquant toujours les effleurages de bas en haut dans une direction centripète. Ces effleurages périphériques doivent varier dans leur énergie et leur durée suivant l'état de la peau au pourtour de l'ulcère. Au niveau des bords de la plaie on pratique également des effleurages en rapport avec le degré d'induration des tissus.

On commence par le bord supérieur pour continuer par les bords latéraux jusqu'au bord inférieur. On procède ensuite aux effleurages de la jambe au-dessous de l'ulcère. Lorsque le fond de la plaie est sanieux, grisâtre, torpide, on ne doit pas se contenter d'en masser les bords mais il faut pratiquer aussi des

b. **Effleurages sur l'ulcère lui-même.** — Pour ce faire on recouvre la plaie d'un morceau de toile fine enduite de glycérine boriquée et l'on pratique des effleurages légers par-dessus ce pansement.

Durée de chaque séance : dix à quinze minutes.

Séances d'abord quotidiennes ; puis, à mesure

que la plaie s'améliore et entre en voie de cicatrisation, elles peuvent être plus espacées.

La guérison complète peut être obtenue dans un laps de temps qui, suivant l'étendue de l'ulcère, varie entre quinze jours et deux mois.

Ce traitement doit comporter comme adjuvant le port d'un bas élastique ou tout au moins l'application exacte d'un bandage roulé, de flanelle, autour du *pied* et de la *jambe*.

B. Hémorrhoïdes.

Les hémorrhoïdes sont constituées par une dilatation anormale des veines du rectum qui tantôt proéminent sous forme de bourrelet bleuâtre au niveau de l'anus (hémorrhoïdes dites dans ce cas externes), tantôt n'apparaissent pas au dehors de l'anus et ne sont perçues qu'au doigt introduit plus ou moins profondément dans le rectum (hémorrhoïdes internes). Quand les hémorrhoïdes ne sont que l'effet d'une gêne apportée à la circulation veineuse de la région par une vie trop sédentaire, une constipation opiniâtre, etc., elles peuvent être améliorées par tout ce qui imprimera à la circulation des veines de l'abdomen et du bassin une activité plus considérable, et, au nombre de ces modificateurs, le massage entrera efficacement en ligne de compte.

Mais c'est surtout appliqué aux hémorrhoïdes des enfants en bas âge (affection très fréquemment rencontrée) que ce mode de thérapeutique a été jusqu'aujourd'hui plus souvent couronné de succès. Les jeunes enfants sont, de par la flaccidité de leurs tissus, plus exposés à cette sorte de lésion qui va parfois jusqu'à une véritable chute du rectum (le rectum dans les efforts de défécation s'invagine et pend en bourrelet au-dessous de l'anus).

La technique à utiliser sera la suivante :

a. Commencer par masser l'abdomen ainsi qu'il est indiqué plus loin (page 206 et suivantes), mais pratiquer ces manipulations avec la plus grande douceur et seulement du plat des doigts quand il s'agira d'un jeune enfant.

b. Avec l'index (le petit doigt s'il s'agit d'un enfant) enduit de glycérine et introduit dans le rectum (le malade étant en position génu-pectorale, c'est-à-dire accroupi et reposant sur le lit par les coudes et les genoux) pratiquer sur les tumeurs hémorrhoïdaires des frictions circulaires douces, ainsi que des effleurages dirigés de bas en haut.

Les séances répétées quotidiennement ou tous les deux jours ne doivent d'abord durer que trois minutes; puis leur durée sera progressivement augmentée jusqu'à huit minutes.

Dès la troisième ou quatrième séance la douleur à la défécation s'amendera et l'engorgement diminuera de volume. Deux ou trois semaines de traitement peuvent suffire pour amener la guérison.

Chez l'enfant un complément utile de la séance de massothérapie consistera à abandonner à demeure dans le rectum la valeur d'un verre à Bordeaux d'eau froide administrée en lavement.

CHAPITRE IX

MASSAGE APPLIQUÉ AUX MALADIES DE L'APPAREIL RESPIRATOIRE
(MASSAGE THORACIQUE[1])

Il est de notion vulgaire que dans la plupart des maladies des poumons et de leurs annexes les muscles du thorax subissent d'importantes altérations contemporaines de la fluxion de poitrine, de la tuberculose, des bronchites chroniques, de la pleurésie aiguë ou chronique, etc. Or, le jeu intégral de ces muscles est d'un très grand secours dans le rétablissement physiologique de l'acte si important de la respiration. Partout où il y a à refaire la nutrition générale d'une maladie il importe de tenir compte de la quantité et de la qua-

1. Pour plus amples détails voir *Le massage thoracique,* par Dumont, auquel sont empruntées en grande partie les considérations générales ci-dessous.

lité d'air qu'on respire. L'air est un véritable élément nourricier du sang. Les cures d'air que ceux qui vivent dans l'atmosphère confiné des villes, des ateliers, etc, vont chercher à la campagne et demander à une vie momentanément pleine d'activité agissent par un air non pas seulement respiré en plus grand état de pureté, mais encore en plus grande quantité. Sous l'influence des exercices musculaires auxquels on se livre à cette phase de l'année les mouvements respiratoires s'accélèrent, la poitrine se dilate surtout sous l'influence des muscles respirateurs devenus plus puissants, plus actifs et l'amélioration de l'état général est des plus rapides.

Le massage thoracique est un succédané de cette thérapeutique. Que peut-on attendre de lui?

En passant en revue les divers plans qui constituent le thorax et sur lesquels le massage aura à porter son action bienfaisante on rencontre :

a. La peau. — Par la stimulation cutanée locale le massage produit des effets comparables aux moyens révulsifs et sédatifs (tel qu'en produirait l'application d'un sinapisme).

b. Le tissu cellulaire sous-cutané où il dissipe

les œdèmes et provoque la résorption des engorgements ou infiltrations.

c. Les muscles. — Là il prévient les dégénérescences musculaires et conserve ainsi, quand il ne renforce pas, des organes si nécessaires au bon fonctionnement de l'acte de la respiration.

d. Les nerfs. — Les effets sédatifs s'exerçant sur les terminaisons nerveuses amènent la disparition des douleurs (point de côté, pleurodynies, névrites consécutives au zona, etc.), qu'on peut compter parmi les facteurs principaux de la dyspnée.

e. Les vaisseaux. — La circulation sanguine et lymphatique est activée et cette accélération du courant circulatoire se transmet de proche en proche jusqu'aux vaisseaux profonds où elle a pour effet d'amener de là décongestion (c'est surtout à ce mécanisme que le massage thoracique doit d'efficacement agir sur la résorption des épanchements pleurétiques, et d'avoir été classé en Écosse comme un moyen populaire de prophylaxie contre la tuberculose.

f. Les plèvres (sacs séreux enveloppant les poumons) et le péricarde (sac séreux enveloppant le cœur) subissent indirectement les bienfaits du massage thoracique qui rend libre le jeu des feuillets séreux en arrêtant leur tendance à l'accolement ou en détruisant les adhérences en voie de formation.

g. Les *articulations costo-vertébrales* (qui rattachent en arrière les extrémités postérieures des côtes à la colonne vertébrale) et les articulations (sterno costales qui rattachent en avant au sternum les extrémités antérieures des côtes) ont leur jeu singulièrement facilité par le massage et l'étendue de leurs mouvements augmentée au grand profit de l'acte respiratoire.

h. Le *poumon*, enfin, qui bénéficie pour son compte de la possibilité qui lui est faite de se développer à l'aise en suivant les mouvements d'agrandissement de la cage osseuse thoracique. On ne doit pas s'étonner après cela que certains auteurs aient attaché une grande importance au massage thoracique *scientifiquement* pratiqué et en aient fait un moyen thérapeutique dans certaines catégories d'affections propres à l'appareil respiratoire.

C'est ainsi qu'à juste titre on a le droit de compter sur ses effets :

1° Quand il s'agit de porter remède à une insuffisance respiratoire. Chez les enfants nés avant terme par exemple, on pratiquera avec le plus grand profit, deux fois par jour, en outre du massage général, le massage thoracique. (La manœuvre dans ce cas se bornera à un frottement dans le sens des côtes (voir la direction des flèches fig. 50) pratiqué au moyen d'une flanelle imbibée d'un mélange à parties égales d'alcool et d'eau.

2° Dans les cas où la poitrine est défectueusement conformée, chez les rachitiques par exemple.

3° Dans l'asthme d'origine nerveuse (on peut masser en pleine crise et compter sur des résultats fort appréciables).

4° Dans l'angine de poitrine.

5° Dans les œdèmes pulmonaires, les pneumonies hypostatiques qui compliquent si dangereusement les fièvres typhoïdes.

6° Dans les pleurésies avec épanchement.

7° Dans les péricardites.
Toutefois le massage thoracique n'est pas

inoffensif dans tous les cas : il doit être proscrit quand le malade est en état de fièvre et que sa température axillaire dépasse 38°, dans les cas où l'affection pulmonaire ou cardiaque est sous la dépendance du diabète, de l'albuminurie, d'un athérome généralisé des vaisseaux. C'est assez dire qu'il n'y aura donc lieu de le pratiquer que sur l'indication formelle du médecin.

Il est bon de rappeler encore qu'il faut au début tâter la suceptibilité du malade et n'agir que par de légères manipulations ; les procédés de douceur eux-mêmes pouvant provoquer tout d'abord de la dyspnée, de la toux, de l'angoisse respiratoire, etc.

TECHNIQUE

LE MALADE. — *Sera à jeun ou aura effectué depuis trois heures au moins son dernier repas.*

Sera placé dans une chambre chauffée au moins à 18° en hiver.

L'attitude la plus favorable est la position assise sur un lit, les muscles du thorax en état de relâchement ; les épaules seront reportées en avant pendant le massage de la région antérieure afin de détendre les muscles pectoraux et de faciliter la transmission des effets du massage aux muscles profonds.

LE MASSEUR. — Se tiendra debout à côté du malade, les jambes légèrement écartées de façon à n'apporter aucune raideur dans la manœuvre. Tantôt les deux mains seront employées, tantôt l'une servira à maintenir le malade tandis que l'autre opérera.

Le massage pourra être *médiat*, c'est-à-dire pratiqué au moyen d'une moufle de flanelle ou d'un gant de crin plus ou moins dur (suivant le degré de révulsion que l'on voudra obtenir) tel que le gant Cambridge, en tricot de crin natté assez doux, ou le gant Prince-de-Galles beaucoup plus dur, consistant en une sorte de brosse adaptée à une moufle d'étoffe, — ou *immédiat*, c'est-à-dire pratiqué directement avec la main. Comme on a en vue la stimulation cutanée, les frictions ne seront point faites à sec. On emploiera avantageusement l'alcool camphré, l'essence de thérébentine, des liniments ammoniacaux.

Les manipulations à appliquer sur le thorax sont les suivantes :

1°. Les **effleurages**, qu'on exercera avec le plat

des doigts ou la paume de la main. Ils seront centripètes, c'est-à-dire dirigés dans la direction du courant veineux (voir fig. 5o) et seront continués jusqu'à détermination de rougeur à la peau.

2° Les **pressions méthodiques** à pratiquer avec le plat des pouces, que l'on fait glisser, par de petits mouvements de circumduction, tout le long des espaces intercostaux, depuis la ligne sternale jusqu'à la coloune vertébrale. Appliquées à la région antérieure, ces pressions devront être moins fortes qu'en arrière (durée huit à dix minutes).

Pour le massage de la portion de région antérieure recouverte par les muscles pectoraux, et pour toute la face postérieure de la cage thoracique, on fera en outre appel à des pressions exercées à l'aide du talon de la main au pétrissage, aux hachures même (durée moyenne deux minutes). Ces dernières manipulations devront remonter :

En avant, jusqu'au niveau de la clavicule sans la dépasser.

En arrière, beaucoup plus haut, jusqu'à la racine du cou.

La durée que nous venons d'ndiquer pour chacune des manipulations ne doit être considérée que comme une durée moyenne au delà de la-

quelle il sera rarement besoin d'aller, mais que
dans bien des cas au contraire on sera loin de
devoir atteindre. En fait la durée d'une séance est
très variable et doit être prolongée progressivement
et pourra n'être au début que de trois à cinq minutes. Quelques sujets supportent jusqu'à vingt
minutes; mais il vaudra mieux que les séances
soient courtes et multipliées.

Pour ce qui est de leur fréquence, on peut faire
faire de une à quatre séances par jour espacées le
plus possible. Il est suffisant le plus souvent de
se borner à deux, l'une au lever, l'autre au cou-
cher du malade.

Quant à la durée du traitement elle variera de
quelques semaines à plusieurs mois, suivant les
cas. C'est au médecin qu'il appartiendra de le
faire interrompre ou reprendre d'après les indications fournies par l'état du sujet.

Dans certains cas de *nature chronique* la séance
sera utilement continuée par :

Une série de mouvements passifs, suivis d'une
gymnastique respiratoire exécutée par le malade
lui-même.

3° Les **mouvements passifs** seront pratiqués de
la façon suivante : Le masseur, placé en arrière

du malade, applique ses mains à plat de chaque côté du thorax du sujet. Le malade fait alors de *lents* et *profonds* mouvements respiratoires. Le masseur cesse toute pression pendant le mouvement d'inspiration laissant au thorax la faculté de se dilater au maximum par le soulèvement des côtes. C'est seulement dans le temps de l'expiration qu'il interviendra. A ce moment, il exagérera la pression accompagnant lentement le mouvement d'abaissement des côtes et laissant glisser ses mains de haut en bas et d'arrière en avant. Il reprend, aussitôt l'expiration terminée, la position d'attente, les deux mains replacées à hauteur du creux des aisselles, laissant se reproduire le nouveau mouvement inspiratoire pour agir à nouveau comme il a été dit quand recommencera l'expiration. (Durée cinq à huit minutes.)

4° Les **mouvements actifs** de gymnastique respiratoire pourront être ainsi exécutés.

a. Le malade debout, le corps légèrement renversé en arrière, les mains arc-boutées sur les flancs (attitude indiquée à la figure 39) fera une série de lentes et *aussi profondes que possible* respirations.

b. Le malade, toujours debout, mais les bras

pendants le long du corps, pratiquera une nouvelle série de mouvements respiratoires toujours lents et profonds, durant lesquels les bras accompagneront différemment l'inspiration et l'expiration. En même temps que commencera l'inspiration, les bras maintenus tendus s'éloigneront du corps, deviendront horizontaux (bras en croix) au milieu du mouvement inspiratoire, et gagneront lentement la verticale en même temps que finira l'inspiration, de telle sorte qu'en dernière attitude les mains viendront prendre contact au-dessus de la tête.

Pendant l'expiration, les bras reprendront sans effort et brusquement l'attitude qu'ils doivent avoir au moment de l'inspiration qui suivra.

Cette série de mouvements doit être exécutée pendant dix minutes environ.

Ce ne sera que dans des cas exceptionnels et conformément à une prescription médicale qu'une douche en jet, appliquée plus spécialement sur la région du thorax, marquera la fin de la séance.

CHAPITRE X

MASSAGE DE L'ABDOMEN

La cavité abdominale (abdomen, ventre), constitue la partie inférieure du tronc : sa limite supérieure serait à peu près indiquée par une ligne circulaire tracée autour du tronc au niveau du creux de l'épigastre (creux de l'estomac). Sa limite inférieure est la limite inférieure du tronc lui-même, et correspond à la ceinture osseuse du bassin (hanches).

La cavité abdominale contient :

1° Les organes de la digestion (estomac, intestins) et leurs glandes annexes (foie, rate, pancréas) ;

2° Les organes qui président à la fonction urinaire (reins, uretères, vessie) ;

3° Chez la femme on trouve en plus : l'utérus (matrice) et ses annexes : les ovaires, les trompes et les ligaments larges.

Le massage n'aura jamais à s'adresser que très indirectement à la fonction urinaire. Ce ne sera que dans des cas bien exceptionnels, et lorsque les reins devront être ménagés contre l'action directe des médicaments dits diurétiques (auxquels le médecin a recours habituellement, quand il est besoin d'activer la sécrétion des urines), qu'on pourra chercher à exciter cette sécrétion par un massage dont la technique pourra être calquée sur celle qui est ci-dessous décrite et appliquée au massage intestinal.

On devra y ajouter toutefois un temps spécial, qui consistera, le malade étant placée sur le ventre, à agir sur la région lombaire (à droite et à gauche de la colonne vertébrale) par du pétrissage et des hachures pratiquées comme dans le massage pour le lumbago (voy. plus haut).

MASSAGE ABDOMINAL PROPREMENT DIT

Le massage des organes de la digestion (estomac, intestins) possède une efficacité incontestée.

Il constitue un excellent mode thérapeutique d'affections bien diverses, qui s'appellent : « dilatation de l'estomac, entéroptose (chute, relâchement des masses intestinales), occlusion intestinale, dilatation des côlons, constipation rebelle à l'emploi des moyens thérapeutiques habituels, hémorroïdes, diarrhée chronique, etc., » peu en importe la variété au masseur. Ce qu'il faut que celui-ci sache, c'est que le plus souvent son intervention aura pour but :

1° De réveiller par le massage la tonicité des fibres musculaires dont sont constituées en grande partie les parois de l'estomac et celles du tube intestinal, et qui ont pour rôle, en se contractant, de modifier, de rapetisser par place le calibre de l'estomac et des intestins, et par suite de faire cheminer dans la direction de l'anus, toutes les matières alimentaires et fécales que ces organes pourraient contenir ;

2° De porter pour ainsi dire secours aux parois stomacale et intestinale affaiblies, et cela en exerçant au travers de l'épaisseur de la paroi abdominale sur les organes digestifs sous-jacents des pressions combinées dont l'effet sera d'activer la circulation du contenu intra-intestinal. C'est assez dire que le masseur aura à se souvenir constamment qu'il ne doit masser que dans *un seul sens*, celui qui est suivi par les matières alimentaires marchant de l'estomac vers l'anus. Le masseur aura en outre à faire porter sur des points spéciaux ses efforts de massage, selon qu'il s'agira d'agir plus spécialement sur telle ou telle partie du tube digestif. Il est donc indispensable que le masseur ait appris à voir pour ainsi dire au travers de la paroi abdominale, quelles sont les différentes parties du tube digestif sur lesquelles porteront ses manipulations. Quelques notions de topographie abdominale devront lui être familières.

En étudiant avec nous les figures 45 et 46, il pourra acquérir sur ce sujet non pas des connaissances anatomiques dont il n'a nul besoin, mais uniquement, et ce qui suffira, la possibilité d'interpréter rationnellement tous ses actes.

La paroi abdominale recouvre *directement* les organes de la digestion (estomac et intestins), en sorte qu'en agissant par des pressions sur celle-ci, on peut jusqu'à un certain degré atteindre ceux-là. Sur un sujet maigre, il est même possible, quand la paroi abdominale est placée en état de relâchement, d'arriver, en pinçant profondément cette paroi, à saisir en même temps qu'elle les parois de l'estomac et du gros intestin, surtout quand ces organes sont dilatés et inertes. Mais ce sont là manipulations d'un mécanisme difficile et qui devront être délaissées par le masseru.

Les aliments, après avoir fait un plus ou moins long séjour dans la bouche (pour être, là, soumis à une mastication s'il s'agit d'aliments solides), tombent dans l'œsophage (voy. fig. 45, OE) et de là dans l'estomac, où leur digestion se fait en partie.

L'estomac (E), quand il est normal, présente la conformation et, toutes proportions gardées, les dimensions qui lui ont été données dans la figure 45. Mais dans certains états pathologiques (ceux précisément auxquels le massage devra chercher à porter remède), il se distend, se relâche au point que son bord inférieur s'abaisse plus ou moins bas dans la cavité abdominale, pouvant atteindre le niveau de l'ombilic et encore au delà de ce point.

De l'estomac les matières alimentaires passent dans cette portion d'intestin (IG, fig. 45, l'intestin grêle) qui, enroulée sur elle-même comme un peloton de ficelle, occupe plus spécialement la portion moyenne de l'abdomen. Son extrémité inférieure débouche à angle droit dans la deuxième portion du tube intestal, ou gros intestin.

Le gros intestin commence en C (fig. 45) par une portion renflée appelée cæcum (siège fréquent

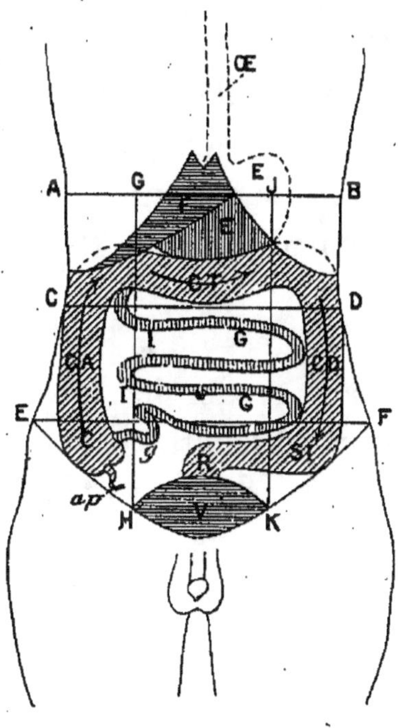

Fig. 45

d'affections nécessitant une intervention par le massage), et s'étend de là en enveloppant ou mieux en encadrant toute la masse intestinale centrale, et décrivant autour d'elle comme un vaste point d'interrogation, ou encore une sorte de quadrilatère dont le côté inférieur manquerait, en partie.

La portion droite ascendante est le côlon ascendant (CA).

La portion horizontale transverse est le côlon transverse (CT).

La portion gauche descendante est le côlon descendant (CD), dont les portions les plus inférieures, celles qui sont contenues dans le bassin, ont reçu le nom d'S iliaque (SI), et plus bas de rectum (R.).

Chacun des organes de la digestion, estomac et intestin, et dans ce dernier même chacune des parties qui le constituent, ont non seulement avec la paroi abdominale des rapports de contact direct, mais encore des rapports toujours identiques, chez tous les sujets. C'est-à-dire que chez tous les sujets le même point de la paroi abdominale est en rapport avec la même portion du tube digestif. Voici maintenant quelle application pratique nous pouvons faire de cette donnée anatomique.

Si sur la paroi abdominale (fig. 46) limitée en haut par la ligne horizontale AB passant par le creux épigastrique, en bas par le rebord osseux du bassin, nous prenons l'ombilic pour centre de figure et si nous traçons à quatre travers de doigt au-

dessus et à quatre travers de doigt au-dessous de
lui les deux lignes horizontales CD et EF, nous
déterminerons trois zones superposées qui s'appel-
leront, en allant de haut en bas :

1° Zone épigastre ;
2° — ombilicale ;
3° — hypogastrique.

En outre si, à quatre travers de doigt environ

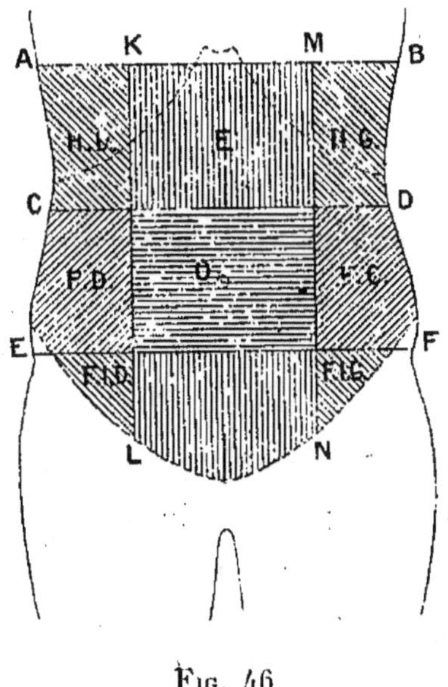

Fig. 46

à gauche et à droite de l'ombilic, nous faisons
passer les perpendiculaires KL et MN, on verra

que chacune des zones précédentes est subdivisée en trois régions (une moyenne et deux latérales) qui affectent avec les organes sous-jacents les rapports reproduits dans le dessin de la figure 45 et indiqués dans le tableau ci-contre.

Ces quelques connaissances maintenant acquises nous pouvons aborder la technique du massage abdominal, non pas tel que le pourrait pratiquer un médecin, mais tel qu'il peut et doit être fait par un infirmier.

TECHNIQUE

Cette technique doit nécessairement comprendre:

1° Des indications générales applicables à tous les cas de massage abdominal (ou technique générale).

2° L'exposé des modifications à apporter à la technique générale selon qu'on se proposera d'agir plus spécialement sur telle ou telle partie de l'appareil gastro-intestinal. Nous aurons donc :

a. Une technique du massage de l'estomac.

b.   —   —   de l'intestin.

Tableau indiquant les rapports des différentes régions de la paroi abdominale avec les principaux organes contenus dans l'abdomen (voy. fig. 45 et 46).

	PREMIÈRE ZONE		DEUXIÈME ZONE.		TROISIÈME ZONE	
Partie moyenne.......	E Région épigastrique.	Estomac (portion inférieure).	O Région ombilicale.	Intestin grêle.	H Région hypogastrique.	Vessie (V). En plus, chez la femme, utérus et annexes.
Parties latérales — Droite...	H D Région de l'hypochondre droit.	Foie (F). Vésicule biliaire.	F D Région du flanc droit.	Rein droit. Côlon ascendant (C A).	F I D Région de la fosse iliaque droite.	Cæcum. Annexes droits de l'utérus dans certaines affections de ces organes.
Parties latérales — Gauche..	H G Région de l'hypochondre gauche.	Partie supérieure de l'estomac. Rate.	F G Région du flanc gauche.	Rein gauche. Côlon descendant.	F I G Région de la fosse iliaque gauche.	S iliaque (terminaison du gros intestin). Annexes gauches de l'utérus dans certaines affections de ces organes.

I° INDICATIONS GÉNÉRALES DE TECHNIQUE

Position du malade. — *Couché sur le dos, la bouche entr'ouverte, les cuisses légèrement ramenées en flexion sur le ventre. Cette attitude a pour effet de relâcher les muscles de la paroi abdominale. Si cette paroi restait en effet tendue au-devant de la masse intestinale, les efforts du masseur ne sauraient avoir aucune action sur cette dernière. Le masseur mettra donc toute son attention à obtenir un complet degré de relâchement de la paroi de l'abdomen avant de commencer toute manipulation. Le malade aura pris la précaution d'uriner avant la séance, afin de faciliter les pressions profondes.*

Attitude du masseur. — Non pas assis, mais debout à côté du lit, de façon que le poids du corps contribue à augmenter l'effet des pressions.

Le massage comprendra trois temps :

Premier temps.

Il est le plus important des trois et devra durer de six à dix minutes.

a. *Frictions.* — Pratiquées **avec le plat** et mieux **avec le talon de la main** préalablement réchauffée de telle sorte qu'on évite au malade la sensation pénible d'attouchement par un corps froid, ce qui amènerait, par action réflexe, la tension de la paroi abdominale qu'il faut à tout prix éviter. Dans ce même but les frictions seront faites légères au début, de façon à n'être pas douloureuses et à ne pas surprendre le malade.

b. *Pressions méthodiques.* — Elles auront pour caractère essentiel d'être pratiquées toujours dans un seul et même sens, celui du courant alimentaire (voir l'indication qui en est donnée par les flèches fig. 45). En plus, elles seront faites lentement et avec assez de force pour que chaque pression arrive à déprimer fortement le ventre du malade.

c. *Hachures.* — Légèrement appliquées du rebord cubital de la main sur la paroi abdominale. Elles auront pour effet d'amener par action réflexe des contractions du tube gastro-intestinal.

Deuxième temps: Mouvements actifs contrariés.

Destinés à provoquer à son maximum la contraction volontaire des muscles de la paroi abdominale, ce qui amène le malade à masser pour ainsi dire lui-même ses intestins à l'aide de sa paroi abdominale.

Ils seront identiques à ceux que nous avons décrits au troisième temps du massage dans le lumbago (voy. plus haut) et consisteront par conséquent à inviter le malade à faire des efforts pour reprendre une série de fois sur son lit la position assise, tandis que le masseur s'opposera à l'exécution de ce mouvement.

Troisième temps : Mouvements actifs.

Ces mouvements, exécutés par le malade lui-même, ont dans le massage intestinal une grande importance et en constituent avec le premier temps la phase la plus importante.

Ils consistent à faire exécuter par le malade debout une série de mouvements de flexion du corps :

En avant,
En arrière,
Sur les côtés.

Ils sont en tout point ceux qui ont été décrits dans le lumbago (voy. plus haut et fig. 38, 39, 40).

Durée : dix minutes.

2° TECHNIQUES PARTICULIÈRES

MASSAGE DE L'ESTOMAC

La technique du massage varie suivant les effets que l'on veut obtenir.

C'est ainsi que dans les cas de dyspepsie nervoso-motrice ou asthénique propre à des individus héréditairement tarés ou épuisés par des fatigues intellectuelles ou physiques au-dessus de leurs forces, qui les amène à n'être que des oisifs, des irrésolus, de perpétuels découragés, des déséquilibrés, en un mot qui ont autant de difficulté à digérer qu'à penser, qu'à faire un travail quelconque, le massage sera exécuté soit avant le repas pour réveiller l'appétit, soit après le repas pendant la digestion pour réveiller celle-ci.

Au contraire dans les cas de dyspepsie dite chloro-organique, dans lesquels le massage obtiendra le plus beau résultat — cessation des crises gastriques si fréquentes dans cette forme, retour de l'appétit, digestion moins pénible et disparition de la constipation — le massage devra être fait aussi éloigné que possible du repas.

De plus, contre les phénomènes douloureux, le massage devra être *sédatif* et superficiel, il devra être profond quand il s'agira de tonifier les muscles et d'activer la circulation stomacale.

On devra être très sobre de massage dans l'hyperpepsie générale et chlorhydrique et *s'abstenir absolument* s'il existait des lésions organiques (ulcère, cancer).

Ces quelques données, quelque peu compréhensibles qu'elles puissent être pour le masseur, ont pour but de le mettre en état de méfiance quand il s'agira de pratiquer le massage stomacal, et de lui faire craindre de n'aboutir qu'à de dangereux résultats si le mode spécial de technique n'a pas été préalablement prescrit par le médecin.

TECHNIQUE

ATTITUDE DU MALADE. — Celle qui a été indiquée à la technique générale (page 216)

ATTITUDE DU MASSEUR. — *Idem.*

Les efforts du masseur devront s'adresser tout particulièrement à l'estomac, mais pas exclusivement, l'intestin ne devant jamais être dans les dyspepsies, par exemple, isolé de l'estomac. C'est donc encore au médecin qu'il appartient d'indiquer si le massage doit rester exclusivement stomacal ou être stomaco-intestinal (c'est-à-dire suivi du massage de l'intestin).

L'estomac, quand il n'a que ses dimensions normales, est sous-jacent à la région épigastrique et à la région de l'hypochondre gauche. Cette dernière région ne saurait subir que difficilement et sans grand résultat les effets du massage, étant donné que les fausses côtes rendent sa paroi non dépressible. Mais il arrive le plus souvent que l'on doit agir sur un estomac fortement dilaté et qui, par suite de son développement, arrive à être sous-jacent, en outre des deux régions précédentes à la région du flanc gauche et à celle de l'ombilic.

Les manipulations devront donc être pratiquées au niveau de ces régions et dans une direction telle que les pressions profondes agissent de haut en bas et de gauche à droite, rayonnant ainsi de l'hypochondre et du flanc gauche vers les régions épigastrique et ombilicale.

Dans les cas de dilatation il ne sera pas sans importance que le médecin trace au masseur, par un crayonnage au nitrate d'argent, les limites de l'estomac qui aura à subir les manœuvres. Ces connaissances acquises, le masseur doit savoir que le massage de l'estomac peut être selon les cas :

1° Superficiel,
2° Profond.

1° **Massage superficiel.** — Celui-là pratiqué seul peut suffire dans certains cas.

Il consiste en effleurages pratiqués avec la pulpe des doigts sur la région épigastrique. Ces manœuvres peuvent être indifféremment pratiquées soit de droite à gauche, soit de gauche à droite.

Ce massage superficiel qui, surtout au début provoque facilement une sensation désagréable de chatouillement, a pour effet d'exagérer la contractibilité des muscles stomacaux et en même temps d'activer la sécrétion glandulaire. C'est un massage *excitant*.

Veut-on au contraire obtenir des effets sédatifs ? Il faudra pratiquer des frictions douces avec la paume de la main, qui sont un calmant par excellence de la douleur gastrique (c'est ce que pratiquent instinctivement sur eux-mêmes les malades dans certains cas de dyspepsie, de digestion difficile, etc.).

2° **Massage profond.** — Il consiste dans des pressions *de plus en plus fortes* pratiquées de gauche à droite et très lentement quand le massage doit être sédatif.

S'il doit être excitant, on cherchera à malaxer l'estomac après l'avoir saisi dans les doigts au travers des parois abdominales (action de pincer profondément). On peut essayer des hachures légères pratiquées du tranchant de la main, ou mieux exercer sur l'estomac une série de percussions de la façon suivante : le médius gauche fait effet de doigt à ressort, et tandis qu'on le promène lentement sur la région stomacale, on le percute fortement au moyen du médius droit qui fait office de marteau (c'est le mouvement employé pour pratiquer la percussion pulmonaire).

En règle générale :

Le massage sédatif superficiel convient aux cas où les douleurs sont intenses.

Le massage excitant superficiel ou profond est utilement employé lorsque l'estomac tarde à évacuer son contenu et qu'il est le siège d'une dilatation plus ou moins accentuée.

Le massage sédatif profond est commandé dans les cas où l'on suppose une contraction de l'orifice pylorique.

Les manœuvres que nous venons de décrire constituent le premier temps du massage stomacal.

Les deuxième et troisième temps termineront

la séance et seront exécutés ainsi qu'il est dit dans la technique générale (pages 217 et suivantes).

MASSAGE DE L'INTESTIN

Les manipulations devront successivement porter :

1° Sur l'intestin grêle ;
2° — cæcum ;
3° Sur le côlon ascendant ;
4° — transverse ;
5° — descendant (en y comprenant l'S iliaque).

Selon l'indication fournie par la feuille de massage, le masseur devra modifier légèrement sa technique en insistant plus ou moins sur les portions d'intestin qui lui sont signalées comme devant être plus particulièrement l'objet de ses préoccupations. C'est ainsi que :

1° **Dans la pérityphlite**, il aura à s'attarder au massage de la région de la fosse iliaque droite, qui correspond, comme on le sait, au cæcum.

2° **Dans la dilatation côlique**, il insistera

sur les pressions qui doivent s'adresser au côlon ascendant, transverse ou descendant.

3° **Dans la constipation,** il devra plus particulièrement masser la fosse iliaque gauche au niveau de laquelle est placé l'S iliaque, lieu de séjour des matières fécales accumulées en état de rétention.

Le masseur n'oubliera jamais que toutes ses manipulations, quelles qu'elles soient, doivent être pratiquées de façon à pousser dans la direction de l'anus les matières solides ou gazeuses qui peuvent être contenues dans l'intestin.

TECHNIQUE

Elle aura aussi trois temps :

Premier temps.

1° La main, posée à plat sur la région ombilicale, exerce en ce point et en déprimant le plus possible la paroi abdominale, une série de pressions circulaires (durée 9 à 6 minutes).

2° De là, la main du masseur glisse vers la région de la fosse iliaque droite, qu'elle masse plus ou moins longtemps.

3° De ce point, la main non plus disposée à

plat, mais en peigne (poing fermé), remonte vers le flanc droit pour décrire autour de l'abdomen, et cela une dizaine de fois de suite (en reprenant au niveau du cæcum quand la main est arrivée au bout de sa course), le *point d'interrogation* qui correspond à la direction du gros intestin (voy. fig. 45).

Les manipulations passent ainsi de la région iliaque droite à la région du flanc droit (côlon ascendant), pour se continuer au travers de la région épigastrique (côlon transverse) et redescendre en parcourant de haut en bas les régions du flanc et de la fosse iliaque gauches (côlon descendant et S iliaque).

Ce massage doit être à la fois très doux et très profond. Il est toujours profitable de terminer ce premier temps par un pétrissage non seulement du côlon mais encore de l'ensemble de la masse intestinale.

Les deuxième et troisième temps sont pratiqués comme il a été décrit à la technique générale.

Une douche de deux minutes de durée, *en jet brisé* et dirigé sur la paroi abdominale, ne sera donnée comme complément de la séance qu'autant que la prescription médicale en aura été faite.

Nous empruntons au Dr H. Kummerling (de Bade) une technique un peu plus spéciale au traitement de la constipation chronique, qui serait plus efficace que la méthode ordinaire.

Le patient étant couché sur le flanc droit, le masseur soulève, entre le pouce et l'index de chaque main, la peau et la graisse sous-cutanée au niveau de l'S iliaque (SI, fig. 45), puis il exécute au niveau de cette portion d'intestin, rendue ainsi plus directement accessible, une série d'effleurages et de mouvements de pression dirigés *de haut en bas* et exercés au moyen des extrémités des doigts restés libres.

Cette manœuvre est continuée pendant environ 5 minutes. Au bout de ce temps le malade est couché sur le flanc gauche et le même procédé de massage pratiqué en sens inverse, c'est-à-dire *de bas en haut*, est appliqué au niveau de la région du cæcum (C, fig, 45) et de la région du côlon ascendant (CA, fig. 45). Il ne reste plus en suite qu'à masser la région correspondant à l'intestin grêle et la partie transverse du côlon (TG, CT, fig. 45), ce qu'on réalise le malade étant placé dans le décubitus génu-pectoral (le malade, d'abord à genoux sur le lit, se penche en avant de façon que les coudes viennent prendre contact avec le lit), position qui a l'avantage, en relâchant la paroi abdominale, de rapprocher les diverses parties de l'intestin de la main du masseur.

Ce massage, dont la durée totale est de quinze minutes, aurait pour effet immédiat de provoquer une évacuation alvine, facile et abondante.

DU MASSAGE GYNÉCOLOGIQUE

On désigne par ce qualificatif le massage appliqué au traitement d'un certain nombre d'affections des organes génitaux internes de la femme.

Les organes génitaux internes de la femme sont situés profondément dans le petit bassin, derrière la vessie (voy. fig. 47), et il n'est possible d'agir efficacement sur eux, par des pressions exercées sur la paroi abdominale, que lorsque par suite de certains états pathologiques, ils sont venus établir, pour ainsi dire, domicile dans la partie inférieure de l'abdomen. Dans ces cas, ils correspondent à la troisième zone de la paroi abdominale.

Ces organes comprennent :

Au centre, l'utérus (voy. fig. 47) qui correspond à la région hypogastrique.

Latéralement, les annexes de l'utérus (A), ovaires, trompes, ligaments larges, que l'on pourra atteindre en déprimant fortement la paroi abdominale au niveau des fosses iliaques droite et gauche.

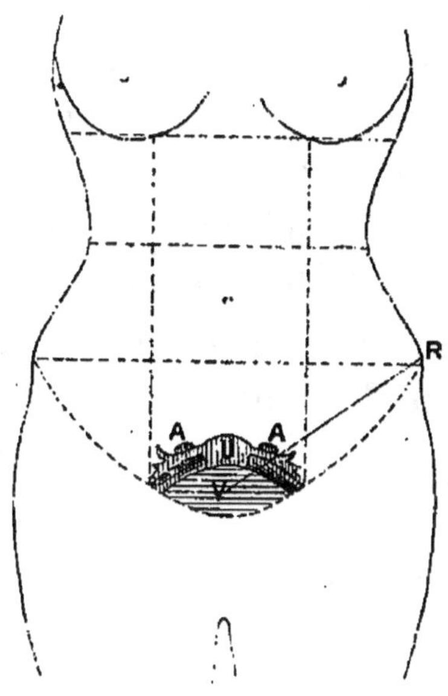

Fig. 47.

En raison des rapports peu immédiats que ces organes ont avec la paroi abdominale, il ne faut point s'attendre à tirer du massage un bénéfice certain. Il ne saurait que venir en aide à une thérapeutique plus complète.

L'utérus est surtout difficile à atteindre, à moins

que cet organe n'ait acquis pathologiquement (comme il arrive dans les cas de tumeurs utérines), ou physiologiquement (comme dans la grossesse), un volume qui en ait augmenté fortement les dimensions primitives. Lorsque l'utérus a son volume normal, le massage ne saurait l'atteindre que pratiqué par la voie vaginale, et dans ce cas ne pourrait relever que de l'intervention du médecin lui-même.

Les annexes sont mieux à portée et les pressions faites sur la paroi abdominale peuvent utilement retentir sur eux et amener un effet thérapeutique.

Le but que le plus souvent on se propose d'atteindre par le massage gynécologique est d'agir contre les états inflammatoires chroniques des annexes de l'utérus.

Quoi qu'il en soit et quand le *médecin l'aura prescrit*, voici à quel procédé de technique il y aura lieu de s'adresser :

TECHNIQUE

POSITION DE LA MALADE. — *Celle qui a été indiquée pour le massage abdominal.*

La malade aura pris soin d'aller un peu avant

la séance à la garde-robe, de façon à avoir ainsi vidé sa vessie.

La masseuse, debout à droite ou à gauche de la malade, pratique à l'aide *du talon de la main* une série de frictions douces et superficielles d'abord, plus profondes ensuite, de façon à déprimer le plus possible la paroi abdominale.

Ces manipulations seront pratiquées à droite ou à gauche ou bien sur un seul côté seulement, selon qu'il sera indiqué sur la feuille de massage. Elles seront dirigées sur le trajet d'une ligne qui, de l'épine iliaque gauche ou droite aboutirait au-dessus du pubis (voy. RA, fig. 47). traversant ainsi obliquement dans leur partie la plus inférieure, les régions de la fosse iliaque et de l'hypogastre.

Quelques pressions pratiquées circulairement autour de la région hypogastrique termineront la séance, qui aura une durée variable selon les cas, mais dont la moyenne peut aller de dix minutes à un quart d'heure.

MASSAGES SPÉCIAUX RELEVANT DU MÉDECIN SEUL

Nous ne dirons rien de la difficile technique qui réglemente l'application du massage à certains groupes d'affections pour lesquelles d'ailleurs tantôt ce mode thérapeutique est loin d'avoir une efficacité reconnue (comme dans les maladies du cœur par exemple), tantôt exposerait à des dangers les malades sur lesquels il serait mal appliqué. Certains états en effet ne sauraient relever que d'un massage pratiqué par le médecin lui-même ou des personnes initiées aux secrets de l'anatomie humaine, ce qui n'est point le cas de notre catégorie de lecteurs.

Un masseur ne saurait en de semblables circonstances faire qu'œuvre nuisible et que nous devons l'engager à ne jamais entreprendre. C'est ainsi qu'il devra s'abstenir de pratiquer :

Le massage oculaire ;

Le massage appliqué à la névralgie faciale, à la migraine, aux affections du pharynx, à l'hypertrophie des amygdales.

On ne saurait davantage lui conseiller d'entreprendre le massage de la prostate, si justement pourtant préconisé dans le traitement des engorgements chroniques de cette glande.

Le masseur ne saurait davantage avoir la prétention d'arriver sans danger à faire au travers des parois rectales sur le col et les parois de la vessie les manipulations toutes spéciales dirigées contre l'incontinence nocturne d'urine.

Le massage gynécologique, si rapidement indiqué dans notre manuel, a acquis dans ces derniers temps une importance bien légitimée par les résultats obtenus. Mais, nous le répétons, pour être efficace dans le traitement de certaines maladies des organes génitaux de la femme, dans les cas de métrite chronique, de prolapsus, déplacements utérins, d'inflammations péri- et paramétritiques, il devra être pratiqué par la voie vaginale; et, exécuté par toute autre personne que le médecin lui-même, il serait dangereux et immoral.

CHAPITRE XI

DU MASSAGE GÉNÉRAL DIT MASSAGE HYGIÉNIQUE

Le massage général peut être prescrit

1° Dans un but thérapeutique contre la neurasthénie, l'anémie, la chlorose, l'obésité, le diabète, la chorée, l'hystérie, tous les états cachectiques tels que ceux qui sont par exemple les conséquences du scorbut, de l'impaludisme, de la syphilis, etc.

2° Dans un but simplement hygiénique.

Il a là pour effet d'exciter la nutrition des tissus, en activant la circulation et en favorisant aussi l'élimination des déchets interstitiels et leur remplacement par des éléments neufs. Une cure de massage d'un mois chez un individu normal augmente le poids du corps, l'appétit, la force musculaire, le sommeil et l'aptitude au travail.

Il consiste en un massage de toutes les régions du corps et pour chacune d'elles dans des manipulations s'adressant successivement :

a. A la peau.

b. Aux masses musculaires.

c. Aux articulations.

L'ensemble des régions peut être décomposé en quatre départements :

I. — Les membres supérieurs.

II. — Les membres inférieurs.

III. — Le tronc (subdivisé en région antérieure et postérieure).

IV. — Le cou.

TECHNIQUE

POSITION DU MALADE. — *Le malade s'étend nu sur le lit de massage ; mais une couverture ou un drap servant à protéger contre le refroidissement les régions sur lesquelles le moment d'intervenir n'est pas encore venu. Avec un peu de pratique, le masseur peut arriver à ne donner à la séance qu'une durée de vingt à trente minutes.*

I

MASSAGE DES MEMBRES SUPÉRIEURS

Comprend le massage appliqué :

A la main,
A l'avant-bras,
Au bras,
A l'épaule.

On doit masser successivement chacun des membres supérieurs, et à chacun d'eux pratiquer des manipulations.

a. **Sur la peau**. — On fait d'abord à sec des frictions douces *avec le plat de la main*, et toujours dans une direction centripète (voy. fig. 1), puis les frictions deviennent plus fortes et peuvent être même pratiquées avec un gant de crin ou une brosse. Elles doivent être poussées jusqu'à ce que la peau prenne une teinte rouge et devienne légèrement tuméfiée.

b. **Sur les muscles**. — La région doit être en ce moment enduite d'un léger badigeonnage à la glycérine. Les manipulations nous sont connues et consistent en :

Pressions centripètes (de la périphérie vers le cœur),

Tapotements,

Pétrissage,

Hachures que l'on doit éviter de pratiquer :

    1° Au niveau du pli du coude ;
    2° Sur la face interne du bras.

Il est, en effet, certains endroits du corps où nous avons appris à ne point pratiquer ce dernier mode de manipulations, car ces hachures seraient dangereuses en ces points-là, parce qu'elles risqueraient de traumatiser de gros vaisseaux (artères et veines) qui sont là superficiellement placés.

Les schémas ci-contre sont destinés à rappeler au masseur les points divers sur lesquels il devra éviter de pratiquer des hachures et qui sont :

A la face antérieure du corps (fig. 48) :

    1° Les régions du cou ;
    2° La face interne du bras ;
    3° Le pli du coude ;

4° Le pli de l'aine ;

5° La face antérieure de la cuisse sur une

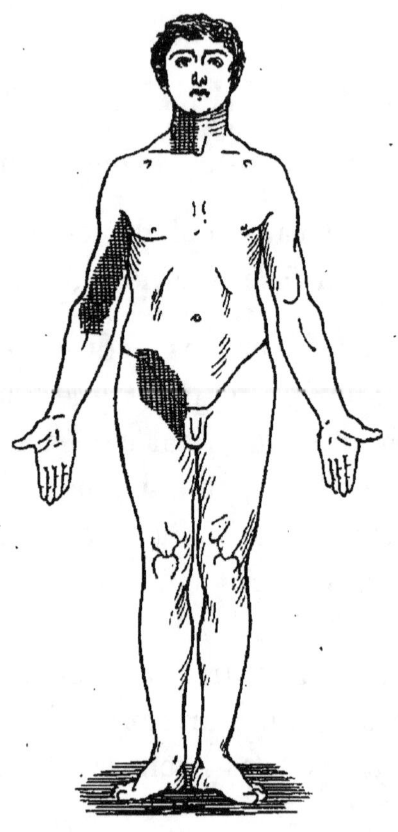

Fɪɢ. 48.

étendue de six centimètres au-dessous du pli de
l'aine ;

6° La face interne de la cuisse dans son tiers moyen ;

7° La face dorsale du pied.

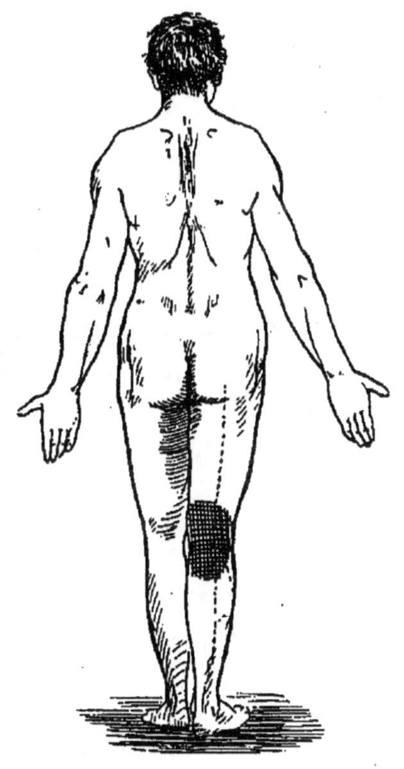

Fig. 49.

A la face postérieure (fig. 49) : Le creux du jarret.

c. **Sur les articulations**. — Des mouvements passifs seront imprimés aux articulations :

> Des doigts,
> Du poignet,
> Du coude,
> De l'épaule.

Ces mouvements devront être portés à leur maximum.

Ils devront être exécutés assez rapidement, et devront être renouvelés une dizaine de fois pour chaque articulation.

II

MASSAGE DES MEMBRES INFÉRIEURS

Les temps sont identiques à ceux que nous venons de décrire pour les membres supérieurs, c'est-à-dire que l'on opère successivement sur la peau, les muscles, et sur les articulations.

Le malade conserve la position prise au début de la séance tant qu'il s'agira de ne masser que la région antérieure des membres inférieurs (se souvenir ici des points sur lesquels il est interdit de pratiquer des hachures).

Quand sera venu le moment de procéder au massage des muscles de la région postérieure, le malade se couchera sur le ventre. Le masseur évitera de pratiquer de fortes pressions au niveau du creux du jarret.

Pour la pratique des mouvements passifs à appliquer à l'articulation :

Du cou-de-pied,
Du genou,
De la hanche.

Le malade reprend la position première (couché sur le dos).

III

MASSAGE DU TRONC

Se pratique :

D'abord sur la face antérieure ;
Puis sur la face postérieure.

Face antérieure. — La face antérieure comprend :

a. *La face antérieure du thorax* (*poitrine*) qui s'étend de la base du cou au creux de l'estomac

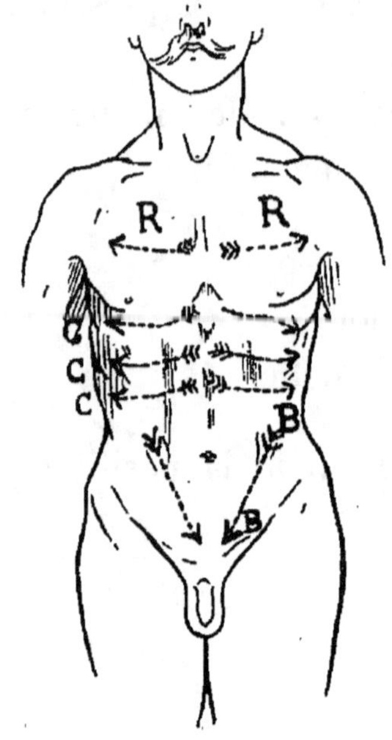

Fig. 50.

(creux épigastrique) et qui latéralement correspond à toute la région des côtes. Le massage consistera ici en pressions méthodiques exercées avec le **plat des pouces** et le **talon de la main** transversalement, de la portion (sternale) médiane sur les côtés *dans le sens des flèches* (c, c, c, fig. 50).

Des pressions plus fortes pourront être pratiquées sur les portions qui s'étendent entre la clavicule et le mamelon (à hauteur des muscles pectoraux [R, R]), lesquels auront tout d'abord été placés dans un état de relâchement, par le rapprochement des bras contre le tronc.

b. La région de l'abdomen. — Le massage de l'abdomen doit se faire avec douceur et consistera seulement en effleurage et pressions méthodiques sans percussion d'aucune sorte.

Ces manipulations seront faites dans le sens de la direction des muscles (BB, fig. 50), ces muscles eux-mêmes seront mis en relâchement par une attitude spéciale du malade (cuisses légèrement fléchies sur le ventre).

Éviter les pressions au niveau du creux épigastrique.

Face postérieure du tronc. — Se reporter à la technique appliquée au lumbago et dont le masseur reproduira point par point le premier temps seulement (effleurage, pressions méthodiques, hachures).

IV

MASSAGE DU COU

Le malade est assis sur le bord du lit, les jambes pendantes, la tête en extension légère.

Les manipulations seront pratiquées d'abord sur la région antérieure, puis sur la région postérieure.

a. **Région antérieure.** — La technique reproduira les trois temps décrits dans le traitement du torticolis.

b. **Région postérieure ou nuque.** — Le malade fléchira légèrement la tête de façon à étendre la région de la nuque, sur laquelle le masseur pratiquera l'*effleurage*, suivi de pressions méthodiques (de haut en bas) qui s'étendront de la naissance du cou à celle des épaules.

La région comporte ici, en raison de son épaisse musculature, le traitement complémentaire par le pétrissage, le pincement et les hachures.

La séance sera close par une douche générale (d'une durée de deux minutes), et suivie d'une friction au gant de crin.

CHAPITRE XII

HYDROTHÉRAPIE

L'hydrothérapie constitue une façon de traitement des maladies et plus spécialement des maladies chroniques par l'usage exclusif de l'eau froide.

En ce qui nous occupe, l'hydrothérapie peut être considérée comme un sérieux adjuvant du massage et c'est à ce titre que le masseur devra apprendre à l'utiliser.

L'usage thérapeutique de l'eau froide se rattache aux trois principaux modes suivants :

1° Le bain;
2° L'affusion;
3° La douche.

Le **bain** consiste dans le séjour plus ou moins prolongé du corps ou d'une partie du corps dans l'eau froide. Dans les salles d'hydrothérapie on a recours pour baigner le corps à la piscine.

La *piscine* est un réservoir, un bassin le plus souvent creusé dans le sol, assez grand pour que le malade puisse s'y agiter, et assez profond pour que l'eau qui l'emplit atteigne par son niveau les épaules d'un homme placé dans la station debout (le séjour d'un malade dans la piscine ne saurait dépasser deux minutes).

L'affusion consiste à verser en masse et seulement de quelques centimètres de hauteur une certaine quantité d'eau sur une région quelconque du corps.

Elle est peu employée dans les salles d'hydrothérapie et on lui substitue, aussi bien qu'au bain de piscine, la douche.

La douche diffère de l'affusion en ce que l'eau est versé d'une plus grande hauteur, et atteint par suite les téguments avec une force de projection capable de produire des effets locaux dont la thérapeutique tire profit.

Son application nécessite l'installation d'un réservoir d'eau à une hauteur qui varie entre 6 et 12 mètres; si le réservoir étant placé plus haut que 12 mètres, la colonne d'eau qu'il fournirait serait trop puissante et contusionnerait les tissus.

Ce réservoir alimente tous les appareils destinés à la douche.

Ces appareils sont aussi variés dans leurs formes que dans leurs applications.

Les principaux servent à administrer :

La douche : en colonne;
— en pluie;
— en cercle;
— à jet mobile.

Les douches locales :

douche lombaire;
— périnéale;
— ascendante.

Dans la *douche en colonne*, dite encore à jet vertical (fig. 51), l'eau s'échappe (en colonne) d'un embout de tuyau appliqué contre le plafond de la salle et pendant verticalement.

Le calibre de l'embout est en moyenne de $0^m,03$ de diamètre. Dans ces conditions la colonne d'eau que nous supposons puisée à un réservoir installé à 10 mètres de hauteur est assez puissante pour agir efficacement sur les régions qu'elle atteint, et pour qu'on doive éviter soigneusement de l'appliquer sur la tête des malades.

La douche en colonne est peu utilisée et avan-

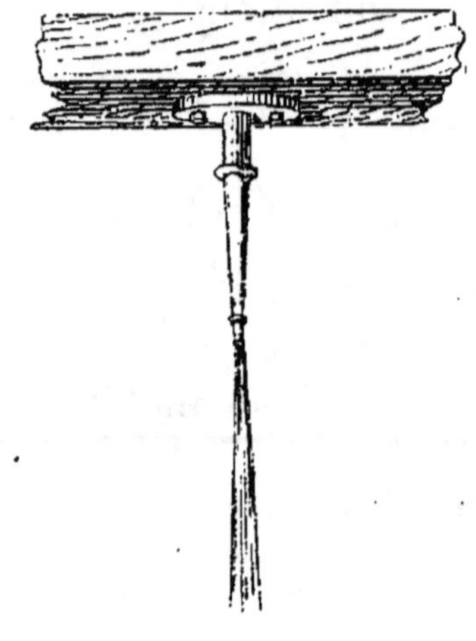

FIG. 51.

tageusement remplacée par la douche à jet mobile.

Lorsque, à l'extrémité d'un tuyau installé comme précédemment, on visse une large pomme d'arrosoir on transforme la douche en colonne en :

Douche en pluie (voy. fig. 52). — La surface de la pomme doit être plane et non convexe, de façon que l'eau tombe en filets verticaux.

Cette variété de douche est surtout employée quand il s'agit d'obtenir une réaction vive et rapide.

Dans un même but on utilise aussi :

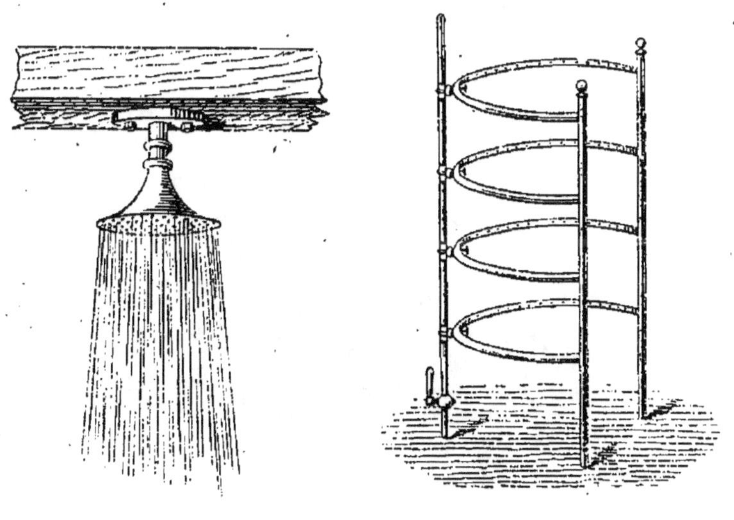

Fɪɢ. 52.   Fɪɢ. 53.

La douche en cercle (voy. fig. 53). — Une série de demi-cercles creux superposés et percés de trous sur leur face concave laissent échapper l'eau en jets très fins.

A chacun des cercles est annexé un robinet qui permet de fermer ceux qui correspondent à la région qu'on ne veut point doucher.

Le malade est placé debout au centre de l'appareil.

L'appareil du modèle ci-contre est destiné à l'application de douches locales de divers ordres (fig. 54).

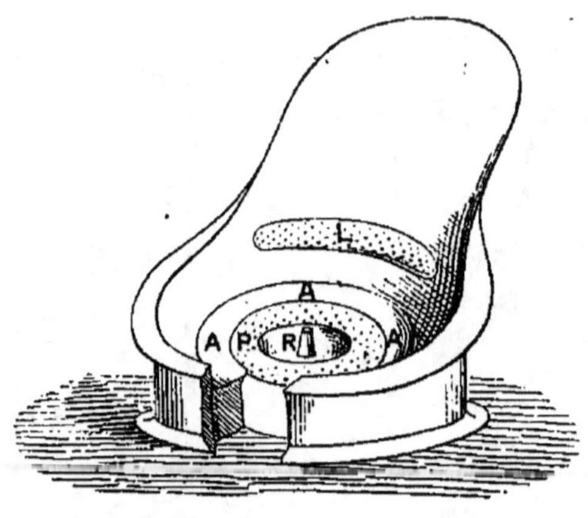

Fig. 54.

C'est un bain de siège en zinc, fortement échancré sur sa partie antérieure.

Une série de robinets placés sur le côté et en dehors de l'appareil permet de faire fonctionner une fois le malade assis en A :

1° *La douche lombaire* (L). — Le dos du fauteuil est percé, à la hauteur des lombes du malade assis, de nombreux trous par lesquels l'eau est projetée en jets fins.

2° *La douche périnéale.* — L'eau s'échappe en jets verticaux de la couronne (P).

3° *La douche ascendante* — Du centre du cercle qui sert de siège, se dégage un embout (R) qui projette en forme de jet une colonne d'eau qui frappe directement l'orifice anal et pénètre, selon la force du jet, plus ou moins haut dans l'intestin rectum.

Mais on peut très utilement substituer à tous ces divers appareils :

La douche à jet mobile. — L'appareil est en tout point analogue à la lance d'arrosage. L'eau du réservoir est amenée dans un long tuyau de caoutchouc pourvu d'un embout de cuivre au travers duquel l'eau s'échappe en une colonne que le doucheur dirige à son gré sur telle ou telle partie du corps.

Pour transformer cette douche en colonne, en douche, en pluie (ou jet brisé), il suffit que le doucheur place l'extrémité de son pouce au-devant de l'ouverture de l'embout, de façon à dévier le jet, à l'étaler et à pouvoir ainsi le faire retomber en pluie sur le malade.

Lorsqu'il s'agit d'appliquer au moyen de cet appareil une douche locale à un membre ou segment de ce membre, le malade s'abrite derrière un écran de bois (fig. 55) percé d'un trou au travers duquel le membre à doucher reste en-

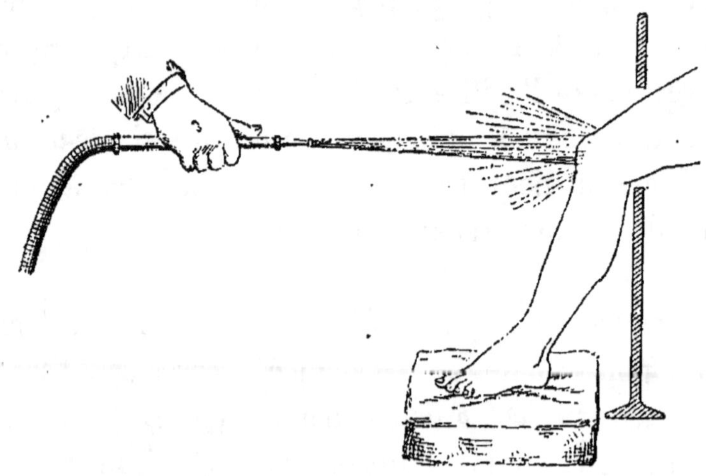

FIG. 55.

gagé. Cela permet de prolonger la séance beaucoup plus longtemps qu'on ne l'aurait pu faire, si le malade avait dû préalablement subir une douche générale.

Durée d'une application hydrothérapique.

Il est impossible de fixer cette durée d'une manière absolue.

Elle dépend, en effet, des dispositions morbides et physiologiques des sujets soumis à l'hydrothérapie.

On doit admettre toutefois que :

La douche générale (celle dans laquelle toutes les parties du corps sont atteintes par l'eau) ne doit pas durer plus de deux minutes.

La douche locale, quand elle est appliquée dans des conditions telles que les parties du corps autres que la partie visée ne sont pas atteintes par le jet, peut être donnée pendant cinq minutes.

Si les parties voisines de la région douchée ne peuvent être garanties par un écran (tronc, ventre, etc.), la douche locale consistera alors, après avoir rapidement douché toutes les régions, à diriger plus spécialement le jet sur la partie malade. Dans ce cas, la douche ne devra pas avoir plus de deux minutes de durée.

Le doucheur doit savoir *qu'une douche trop courte n'a jamais d'inconvénients; qu'une douche trop longue est toujours dangereuse.*

Température de l'eau.

La meilleure eau pour le traitement hydrothérapique est celle qui présentera une température variant de 4° à 9° (ce qui est surtout facile à obtenir avec de l'eau de source).

Dans tous les cas, pour être efficace, l'eau doit rester à une température inférieure à 14° centigrades.

La chambre dans laquelle le malade se déshabillera sera chauffée entre 20° et 25°.

Le malade sera à jeun ou tout au moins à trois heures de son dernier repas.

Il se présentera à la douche la tête découverte, et ce ne sera qu'exceptionnellement qu'il se coiffera d'un bonnet de toile caoutchoutée destinée à protéger la région.

Pour l'administration de la douche, le baigneur suivra très exactement les indications portées sur la feuille de massage (relatives à la durée et au mode hydrothérapique).

Si aucune indication spéciale ne lui est donnée, il pourra procéder de la façon suivante :

1° Le malade sera soumis pendant quelques secondes à la douche en pluie, qui sera immédiatement suivie d'une douche à jet mobile.

Le baigneur utilisera successivement :

Le *jet plein* : Pour doucher les membres et la face postérieure du tronc.

Le *jet brisé* : Pour atteindre les régions de la tête, du cou, de la poitrine et de l'abdomen.

Durée totale maximum : deux minutes.

2° Friction sèche que le doucheur, après avoir essuyé le malade, pratiquera à l'aide d'un linge sec ou mieux d'un gant de crin.

Cette phase du traitement est des plus importantes et le baigneur ne cessera les frictions que lorsqu'elles auront amené une rougeur générale de la peau et que le malade accusera une sensation de chaleur.

Il sera prescrit au malade de ne point quitter la salle avant d'avoir pratiqué quelques séries de mouvements actifs. Il devra dans tous les cas, au sortir de la salle d'hydrothérapie, se livrer à la marche et éviter le repos dans l'immobilité du corps.

Le traitement par l'hydrothérapie peut être pratiqué en toute saison. Les effets en sont même plus puissants en hiver. Il y aura lieu seulement dans ce cas de veiller avec le plus grand soin à favoriser la réaction de chaleur qui peut plus facilement manquer. Pour cela il suffira d'insister davantage sur les frictions.

Une seule douche par jour suffit le plus souvent. Dans certaines circonstances toutefois, deux peuvent être nécessaires et devront être alors administrées l'une le matin, l'autre dans l'après-midi quelques heures avant le repas du soir.

DU BAIN CHAUD

Le bain est dit :

Entier, quand tout le corps est immergé ;

Local, quand une partie du corps seulement est mise en contact avec l'eau.

Le bain local change en outre de dénomination selon la partie immergée.

C'est le *pédiluve* (s'il s'agit d'un bain de pied).

Le *maniluve* (s'il s'agit d'un bain de main).

Le *demi-bain* (lorsque le malade est assis dans le récipient d'eau, de telle sorte que la poitrine, les bras et la tête émergent).

Le *bain de siège* (lorsque le bassin seulement est plongé dans le bain, le malade n'est qu'assis dans l'eau).

Le bain est dit :

Simple, lorsqu'il est pris dans l'eau douce (eau de pluie, de rivière ou d'étang, etc.).

Médicamenteux, lorsque l'eau du bain est additionnée d'une substance médicamenteuse.

Les bains peuvent être pris

Froids.
Tièdes.
Chauds.

Les premiers relèvent du traitement hydrothé-

rapique et consistent en bains de rivière ou de piscine.

Les bains tièdes et chauds sont pris dans des baignoires.

Les bains tièdes sont ceux dont l'eau est à une température qui varie entre 25° et 30° centigrades.

Les bains chauds ont une température de 37° à 40°.

La température de l'eau du bain est indiquée par un thermomètre spécial (dit thermomètre de

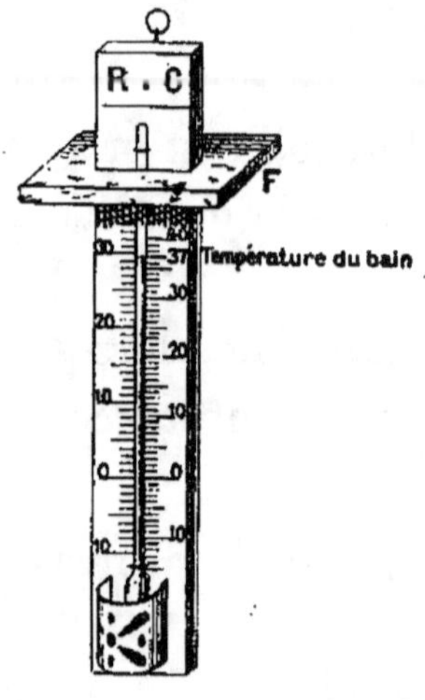

Fig. 56.

bain, voy. fig. 56), qui doit rester plongé dans l'eau pendant la préparation du bain.

Ce thermomètre ne diffère d'un thermomètre

ordinaire que par une construction adaptée à son usage. Il est maintenu à la surface de l'eau par un flotteur en liège (F), sa graduation est faite d'un côté (celui qui est marqué d'un R) en degrés Réaumur dont le baigneur n'aura pas à tenir compte.

Tout au contraire, l'autre côté (surmonté de la lettre C) est gradué en degrés centigrades, et c'est là que le baigneur doit lire la température du bain. Le baigneur reconnaîtra ce degré en tenant compte du niveau supérieur de la colonne du liquide rouge et en lisant sur l'échelle des degrés centigrades le numéro de la division à laquelle ce niveau correspondra.

En aucun cas la température d'un bain dit chaud ne devra dépasser 40° et le plus souvent elle devra être maintenue à 37°.

TECHNIQUE DE LA PRÉPARATION D'UN BAIN CHAUD

1° A l'aide d'une éponge et mieux d'une brosse imprégnée de savon noir et trempée dans l'eau chaude, le baigneur procédera à un nettoyage parfait des parois de la baignoire, afin d'en détacher les détritus épidermiques qui pourraient y adhérer et devenir des moyens de contagion..

Un drap propre pourra en outre être étalé dans dans l'intérieur de la baignoire, de façon à éviter tout contact du corps avec les parois.

2° Les deux robinets sont lâchés de telle sorte que le robinet d'eau chaude coule à plein jet, tandis que celui d'eau froide n'est ouvert qu'à demi.

Quand la baignoire est à moitié remplie, et que le baigneur a opéré le mélange intime de l'eau froide et de l'eau chaude en plongeant la main jusqu'au fond du bain et en agitant l'eau dans tous les sens, le thermomètre est placé à la surface de l'eau, et au bout de quelques minutes, selon que son niveau indique que l'eau du bain est à une température trop élevée ou trop basse, le baigneur ouvre le robinet d'eau froide ou chaude.

La baignoire doit être remplie jusqu'aux deux tiers de sa capacité.

Il est admis que la quantité d'eau nécessaire pour un bain varie entre 250 et 300 litres.

La durée d'un bain ne doit pas être inférieure à vingt minutes et supérieure à trois quarts d'heure.

LES BAINS MÉDICAMENTEUX

Seront préparés d'après la technique ci-dessous indiquée. Ils ne diffèrent des bains simples dans leur préparation qu'en ce qu'on y fait dissoudre à un moment donné les principes médicamenteux.

Alors que les bains ordinaires sont préparés dans des baignoires en zinc, certains bains médicamenteux (ceux qui contiennent des préparations métalliques, sulfureuses, etc.), et qui par ce fait seraient susceptibles d'attaquer les parois des baignoires habituellement en usage, doivent être préparés dans des baignoires en bois ou en fonte émaillée.

On peut préparer dans les baignoires *ordinaires :*

Le **bain alcalin.** Carbonate de soude cristallisé, 5oo grammes. Faire dissoudre dans l'eau du bain le sel grossièrement pulvérisé.

Le **bain d'amidon.** Amidon de froment, 5oo grammes. Délayer l'amidon dans 5 litres d'eau froide et verser dans l'eau du bain.

Le **bain aromatique.** Espèces aromatiques, 1oo grammes. Eau bouillante, 1o kilogrammes.

Faire infuser pendant une heure, passer, exprimer, et ajouter à l'eau du bain.

Le bain savonneux. Savon blanc, 500 grammes. A faire dissoudre simplement dans l'eau du bain.

Le bain de sel. Sel marin, 500 grammes. Faire dissoudre le sel dans le bain.

Le bain sinapisé. Le plus habituellement est prescrit comme bain local (pédiluve et maniluve sinapisés). Farine de moutarde, 100 grammes; eau froide, 250 grammes.

Délayer la poudre dans de l'eau froide, et verser dans l'eau du bain.

Prendre soin de recouvrir le récipient d'un drap plié en plusieurs doubles, de manière à éviter au malade les évaporations irritantes qui se dégagent du bain.

Le bain de son. Son de froment (recoupette), 1000 grammes; eau, 10 kilogrammes.

Faire bouillir pendant un quart d'heure, passer et ajouter à l'eau du bain.

On peut substituer à ce mode de préparation quelque peu compliqué l'artifice suivant: le son est enfermé dans un petit sac de toile que l'on laisse plongé dans l'eau en recommandant au malade de soumettre, pendant la durée du bain, le sac à une série de pressions manuelles.

On devra préparer dans des baignoires *en bois* ou *en fonte émaillée :*

Le **bain de sublimé.** Bichlorure de mercure, 20 grammes ; chlorure de sodium, 20 grammes ; eau, 200 grammes.

Dissolvez ensemble les deux sels dans l'eau et ajoutez à l'eau du bain.

Dans les hôpitaux militaires, le pharmacien ne doit délivrer cette substance toxique qu'au médecin de garde, qui devra la verser lui-même dans la baignoire.

Le **bain sulfureux.** Polysulfure de potassium solide, 100 grammes.

Dissoudre dans une quantité suffisante d'eau et verser dans l'eau du bain.

Les émanations des bains sulfureux altérant tous les métaux, il sera recommandé aux malades de n'introduire dans leur cabinet de bain aucun objet capable de subir ces altérations (tels que montre, chaîne, habits à boutons ou galons de métal).

TABLE DES MATIÈRES

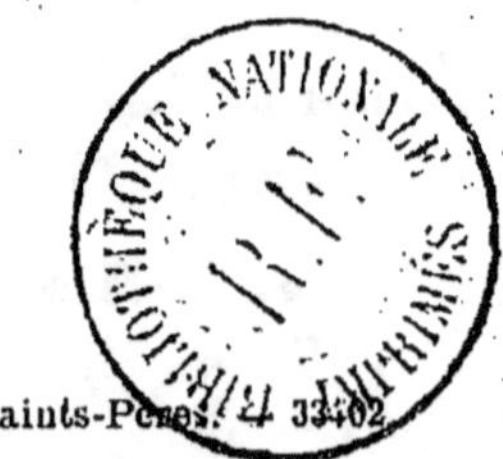

BIBLIOTHÈQUE NATIONALE
R.F.

Paris. Typ. Chamerot et Renouard, 19, rue des Saints-Pères. 33302

www.ingramcontent.com/pod-product-compliance
Lightning Source LLC
LaVergne TN
LVHW021149050726
842519LV00002B/560